シリーズ
ケアをひらく

訪問看護師がみた生と死

在宅無限大

村上靖彦

医学書院

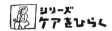

リシール、祖父、ジャムの思い出に

はじめに　私たちは死を再発見しつつある

ある訪問看護師は私にこう語った。

Cさん　家での看取りは、なんか自然。すごく自然です。家で看取るって決めて家へ帰っては るので、もうたしかにこう…あんまり余分な栄養も入れないですし。要らない酸素やとか点滴もしないので。そういう面もあるかもしれないけど、すごくこう…自然ですね。（第2章参照）

二一世紀に入って在宅での看取りが少しずつ増えはじめている。そのなかで家で死ぬことの意味を、さらにはそもそも「死」というものを日本人は再発見しつつある。そして看護ケアもまた、その純粋な姿を再発見しつつあるように見える。

奇妙な時代

厚生労働省の資料によると、[★1] 一九五一年に自宅で死亡した人の割合は82・5％、病院で死亡した人が9・1％だった。これが一九七五年頃に半々になり、二〇〇五年には自宅死が12・4％、病院死が78・4％になる。この二〇〇五年を境にして逆に少しずつ自宅での死が増えていくのだが、戦後の数十年間で劇的に自宅での看取りが減ったことが分かる。

奇妙なことが起きている。人類の歴史のなかで「病院で人が死ぬ」ことが主流になったのは、先進国における最近数十年ほどの現象である。

念頭に置くべき変化は二つある。一つは病院で人が死ぬとき、多くの人にとって死は隠されたものになったことである。都市部の日本人の多くは、家族が死んでいくプロセスを目の当たりにすることがなくなった。病院に隔離されたことで死が見えにくくなっただけでなく、身近な人の死について触れることを極端に避ける風潮が社会自体にある。死はあたかもメディアのなかだけの出来事であるかのようだ。

長年にわたって人類は身近なところで死を経験し、伝承してきたはずなのだが、ここ数十年のあいだに一挙に看取りの経験知が失われてしまった。私たちの多くは、死がどのような出来事なのかを知らない。そして看取りの経験知は、病院で長時間付き添う看護師に集中するようになった。

もう一つの変化は、病院での看取りにおいて、死そのものの姿がおそらく変質したことである。

すでに半世紀近く前にイヴァン・イリイチが『脱病院化社会』〔Illich 1976〕で論じたように、人の死は病院で管理されるようになった。医療機器につながれ、投薬によって延命されるようになった。そもそもこのように死が病院で大きく変化したのであれば、医療者も含めて、私たち全員がかつての死の姿を忘れたということになるかもしれない。この「例外状態」が本書の出発点になる。このことは強調してよい。

そのような社会背景があるなかで、私は、訪問看護師へのインタビューと訪問業務の参与観察をする機会を得た。二〇一二年に初めて訪問看護師にインタビューして以来今まで、精神科も含めると一四人の訪問看護師、一人の往診医、一人のヘルパーにインタビューしてきている。[★2]本書はそのうちの六人の看護師へのインタビューをもとにしている。[★3]

先端医療が組み込まれた「家」で死ぬ

さて、なぜ訪問看護がクローズアップされるのだろうか。

政府は二〇〇〇年の介護保険導入をはじめ、在宅医療を推進する施策を打ち出した。そのこともあり、二〇〇五~〇六年を境に日本では自宅死がふたたび増えつつある。超高齢化社会において、限られたベッド数を治療ではなく看取りに回すことが不合理であるうえに、そもそも経済の低迷のなかで、非常にコストがかかる病院という設備を維持することも難しくなっているからである。

しかしコストだけが理由ではない。同時に私たちは、いったんは失われた自宅における看取りを、なにかよいものとして再発見、いやむしろ再発明しつつある。端的に言うと「よい」死に方を再発明しつつある。在宅看取りにあたって主役を担っている現代日本の訪問看護師は、新たに死を創造しつつあるといえるのだ。

再発明と呼び直したのには訳がある。いったん消失した看取りの文化がそのまま復活したわけではなく、昔と比べて在宅での看取りの姿が大きく変化していると想定できるからである。ほとんどの死が病院死であるという「人類史上の例外」へと変容した現代日本社会において、在宅死はその例外のなかに「さらなる例外」として登場する。

まず大きな条件として、現在、在宅看取りの多くを占める老衰やがんによる死亡は、数十年前まではそれほど多くなかった。そもそも現在多数を占める八〇歳台以上の老人はかつてはまれであった。在宅死が80％を超えていたころ、すなわち平均余命が男五九・六歳、女六三・〇歳だった[★4]一九五〇年を例にとってみよう。

死亡原因の上位は上から結核、脳血管障害、肺炎・気管支炎、胃腸炎、がん（悪性新生物）であり、この年に初めてがんが第五位に登場している[★5]。つまり現在上位を占めるがんと心疾患は、つい最近までメジャーではなかったのである。現在の在宅の看取りはがんの増加のもとで行われており、そしてがんの緩和医療を在宅で行うことができるという医療技術の進歩が前提となっている。つまり先端医療が組み込まれた「家」が、最近になって新たに発明されたのだ。

在宅から病院へ、そして新たな在宅へ

たとえば次に引用するのは、高知県で戦争直後に活動した保健婦に取材した記録である。

結核もたくさんいましたからねえ。ある地域の結核の患者さんを訪問したの。山のてっぺんに掘立小屋を建てて、そこで寝てる人もおりましたねえ。

それで、入っていったら、まだ二五、六の青年でしたけどね。「保健婦さんが初めて家のなかへ入ってくれました」と言ったんです。びっくりしてね。「お父さんもお母さんもどうしたの？」と聞くと、「窓の外から覗いて。うつるいうて」。それで、入ったことはないって言うんです。「ごはんはどうしよる？」言うたら、「窓のところの台へ置いて帰る」言うて。ほんと、泣いて喜ばれましたけどね［木村 2012, 97-98］。

結核で死ぬ人が多く、患者はなかば放置されていた様子がうかがえる。この青年はしばらくしてこの小屋で亡くなったと書かれている。次に民俗学者の波平恵美子による調査記録を引用する。

昭和三〇年代に入ってからの事例であるが、五〇代の男性は肝硬変と診断され、腹部は膨満し、農作業ができない状態になって一年近くたっていた。屋内だけで生活していたが、決して床に就こうとはしなかった。ある日妻が農作業を終えて帰宅すると、水がめの前に柄杓

を持って倒れ、死亡していた［波平 2004, 87］。

このような記録からも、自宅での手厚い医療的なケアは、現代になって初めて可能になったことがうかがえる。かつての死は、医療者が予測するのではなく、本人が自覚するものであった。そのとき必要なのは医療的なケアではなく、宗教的な儀式である［Ariès 1975, 23］。

もちろん家族による病人の看護と介護、そしてある種の看取りは昔もあっただろう。しかし私たちが在宅で発見しつつある看取りとは、いったんは病院での医療と看取りがシステムとして整ったことが前提となって、それが自宅へと移入されることになって初めて生み出されたものである。

無限に多様な在宅医療

本書には六人の看護師の語りが登場するが、とはいえそれが訪問看護の一般的な実践であるというわけではない。というのは、在宅医療は訪問先の一軒一軒によって内実が異なるという多様さに大きな特徴があるからだ。第8章の主人公であるFさんの言葉を引用する。Fさんは重症心身障害児を専門とする訪問看護師である。

Fさん 先生もご存じのように、在宅無限大。病棟なり〔施設なり〕管理下に置かれているんでは、制限がある。そこの違いです。施設のなかに入って〔いたら〕、どんなふうに関わったとしても、遊びも限られる。個人じゃないんですよ。五人いたら五人〔全員〕に合うものを遊ぶ。でも、在宅は一《いち》、一なんですよ。

もちろん病院にも多様な実践があるだろう。しかし在宅の場合、そこに住む一人ひとりの生活自体が多様である。それゆえに、そして病院とは異なって住人に合わせて医療をオーダーメイドするがゆえに、「無限」に多様になっていくのだろう。さらには医療者も、病院の軛《くびき》から逃れてより自由に、自発的になる。つまり本書で記述するのはごく一部の例でしかないし、一般化はできない。本書で分析する実践の構造は、無限に広がる可能性への足場にすぎない。

言いかえると、無限に多様なものから共通項を抜き出すことにはすでに無理がある。本書の考察は、多数のサンプルから共通項を抜き出すことで普遍妥当性を目指すのとは異なる方法で行われている。多数のデータの要点を並べて客観的な視点から比較するのではなく、看護師の実践を貫く動きを、看護師の視点から記述している。たしかに、本書に描かれた以外の実践が、本書の外側に無限の地平として広がるだろう。しかし個別の例こそが、他の無限の実践と共鳴するはずだという見通しを私は持っている。

読者が共鳴できるような内的な実践のダイナミズムを、私は捕まえようとしている。本書で描かれた実践以外にも無限の可能性があることを承知しつつも、本書の語りは真理の一つを描いているだろう。

快、願い、運命

一般に訪問看護は、（1）（保清、排泄ケア、経管栄養や呼吸器の管理といった）慢性期の疾患のケアをする段階と、（2）死ぬ間際の二週間ほどの看取りの実践、とに区別されるという。可能な限りQOLを維持して今の生活が続けられるように努力する慢性期と、衰弱が顕著で予後が見えてきた段階での苦痛緩和を目指した看取りでは、ケアの内容も異なり、インタビューでも区別して語られることが多かった。

しかし本書の構成は、「慢性期」と「看取り」という区別は採用していない。生活と死を連続させることこそが、現代の訪問看護の発明だからである。これが両者を分けて論じることができない理由である。

戦後の病院死の時代には死が隔離・隠蔽され、それ以前の時代は、死は禍々《まがまが》しいものとされてきた〔波平 2009, 46-103〕。それに対し現在は、治療不可能な患者への緩和ケアが可能になったことで、終末期の患者を生活のなかでサポートできるようになった。そのことが死生観に大きな影響を与えている可能性がある。

本書は、慢性期でも看取りでも共通して重視されていた三つの側面を軸として、三部構成で組み立てられている。一つ目は**快適さと安楽を生み出す**こと、二つ目は**小さな願いを聞き出し実現する**こと、三つ目は病や死をめぐる**困難な状況を引き受けて応答する**ことである。私のインタビューの内的なダイナミズムが、この三つの側面から描くことを要請したからだ。

在宅無限大　訪問看護師がみた生と死——目次

はじめに　私たちは死を再発見しつつある　3

I　快と自分

第1章　言うことを聞かない患者——Aさん❶　17
第2章　「普通」で「自然」な看取り——Bさん　37
第3章　楽しい看取り——Cさん　49

II　願いと家族

第4章　願いを引き継ぐ看取り——Dさん❶　77
第5章　願いと力——Eさん　91

III 運命について

第6章 予後告知と死の覚悟――Aさん❷ 129
第7章 若くして死ぬ人と向き合う――Dさん❷ 141
第8章 人生をやりきった子ども――Fさん 159

結論にかえて 死の再定義 201
補章 私は看護師から何を学んだのか 217
注 235 文献 246 初出一覧 249
あとがき 251

装丁＋本文デザイン＝松田行正＋杉本聖士

I

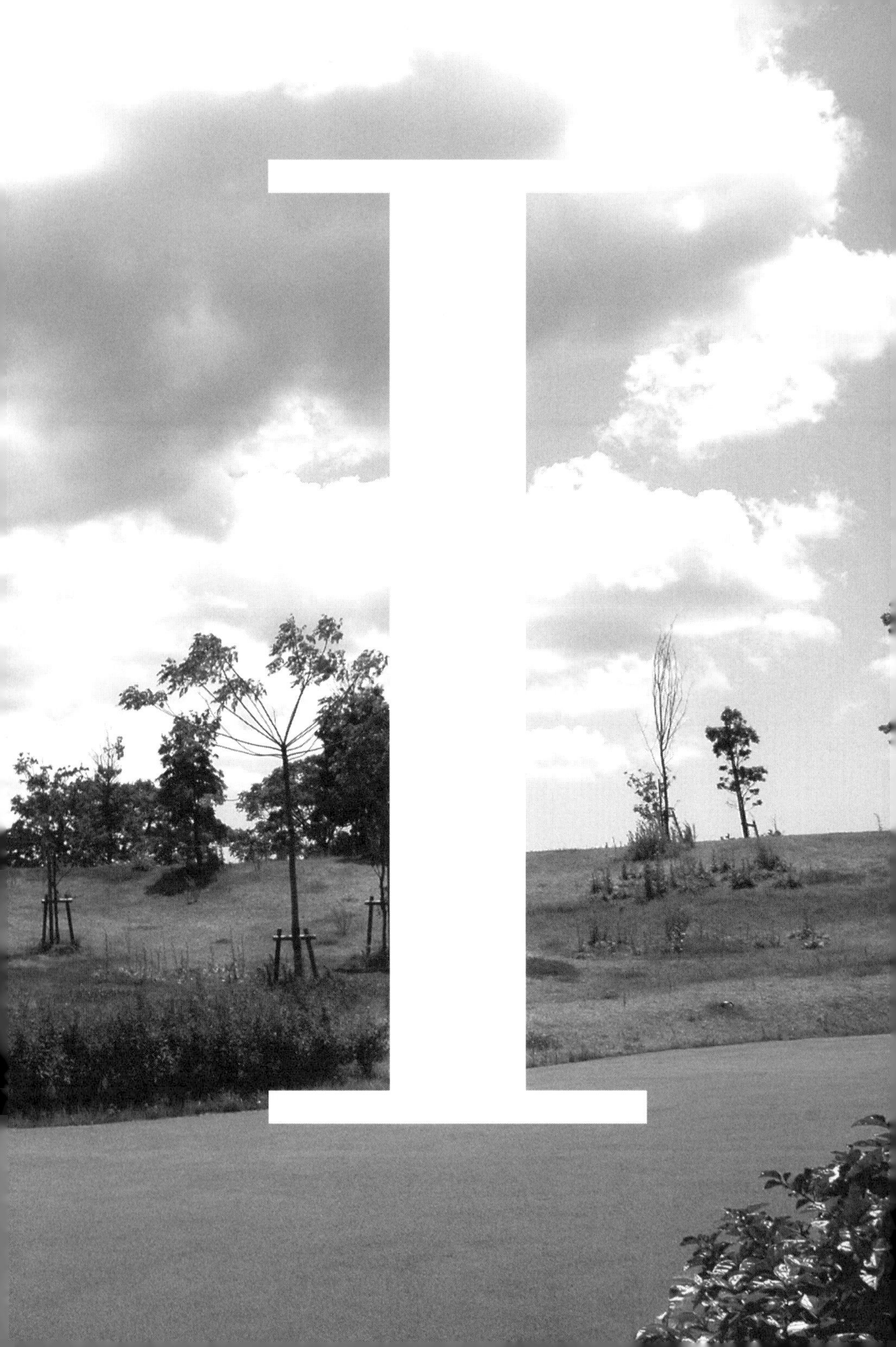

快と自分

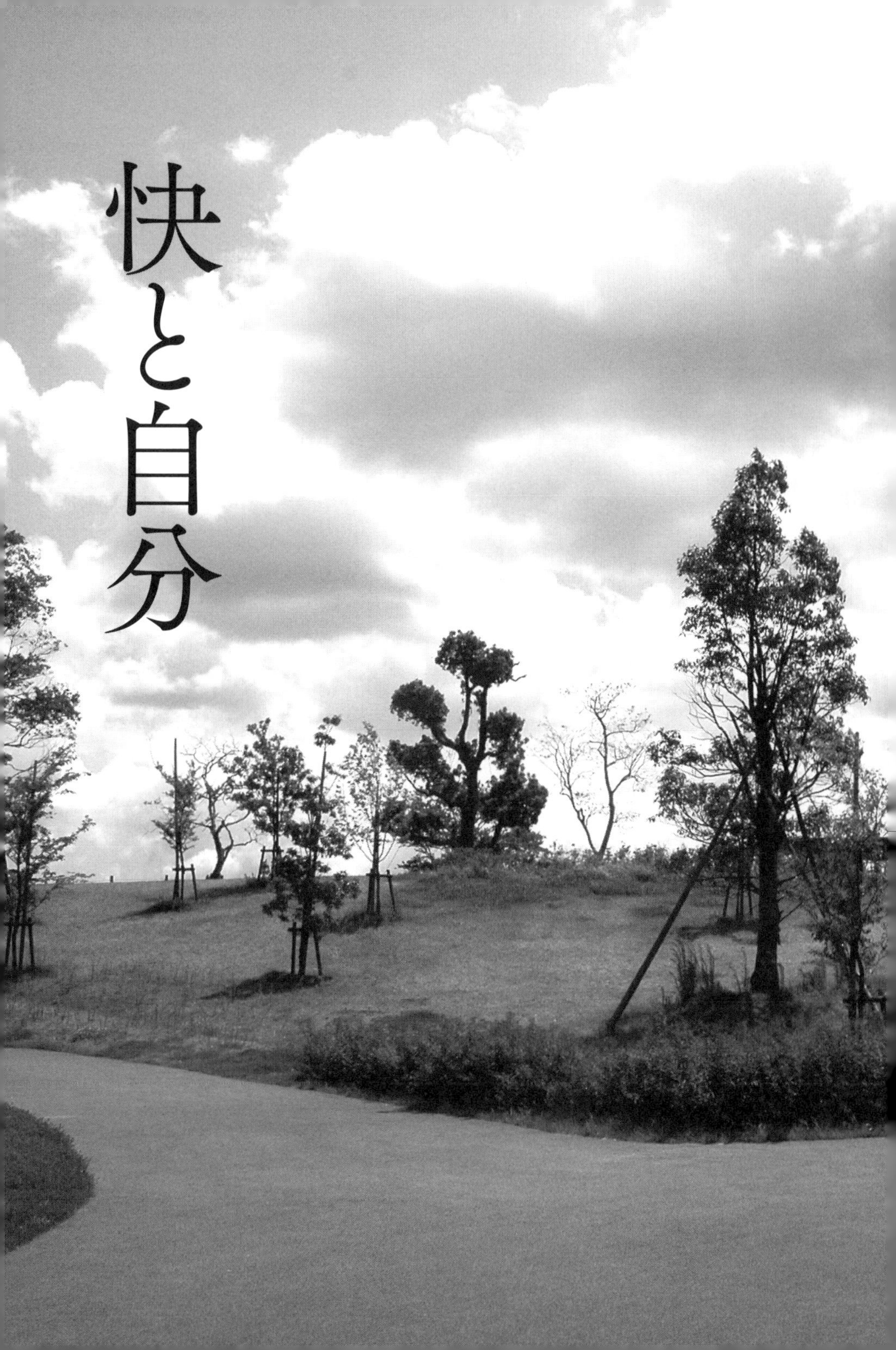

第1章

言うことを聞かない患者

Aさん❶

1 わがままとの妥協点

快を確保する仕事

この章では、体の快適さを追求することで、家での日常生活と看取りがどのように実現するのかを見ていく。

看護において「苦痛緩和」はきわめて重要だが、私のインタビューのなかではさらに踏み込んで、「快を確保する」ことが際立った。快を生み出すことが、生と死を支えることに直結している。看護師たちはそう教えてくれる。

まず、ある総合病院付属の訪問看護ステーションの責任者だったAさんの語りを見ていく（Aさんは慢性期看護専門看護師である）。Aさんが訪問看護の見学にお誘いくださったことが、本書が生まれるきっかけとなった。録音をしたインタビューは一回だが、てきぱきと保清や排泄ケアをしていく実践を間近に見せていただき、その後も頻繁に議論する機会があった。

Aさんの患者像は、「ケアを必要とする弱者」という一般像とは異なる。まずは「言うことを聞かない人」というのがAさんの患者像である。これはⅡ型糖尿病などの慢性疾患の患者で話題になることである〔細野 2015〕。人間はそもそもわがままな存在なのだから、自宅でのわがままをどれだけ尊重できるのかが大事だ。「家に住む」ことはほとんどの人にとって当たり前すぎるため、意識に上ることがない。しかし家は、「わがままな動物としての人間」が成立するための根拠なのである。そのことをあえてAさんは実践のなかで問いかける。

じつはAさんの語りのなかには、「患者」という言葉はほとんど登場しない。「利用者」と言われることはあるが、ほとんどは「その人」「本人」である。Aさんの患者さんに対する関わり方が、この言葉づかいにあらわれている。Aさんが相手にしているのはあくまで「家に住む人」なのだ。

さて、私が専門としてきた西欧哲学は、このような自分に甘いわがままな人を描いてこなかった。一貫して「公共空間で発言する責任ある成人」を主体として想定してきたからかもしれない。しかし自分に甘いというのは多かれ少なかれ誰もが持っている面であり、気ままに暮らすことは人間が持つ基本的な欲求である。だらしなさをQOLの一つとして認めないことは偽善であろう。「衣食住の快楽を出発点に置いた人間学」というようなものが、Aさんの語りでは描かれている。[★1]

楽しく生きる人

そう考えると、「自分に甘い人」というのは生活者の見本であるとも言えそうだ。「家に住む」とは何よりもまず気ままに生活を楽しむことであり、それが在宅医療の出発点となる。逆に病院では医療が優先されるがゆえに、タバコや甘いもの、深酒、夜更かしといった快楽は置き去りにされる。

村上 訪問看護の仕事というのは、どういう……。

Aさん 基本的に利用者さんってもう、[★2]一個の人間として確立されてる感じなので。看護として介入するんですけど、基本、言うことを聞いてくれないんですよね。

誰も言うことを聞いてくれない、っていうところから私は始まってて。もうそれはそうなんですよね。自分なりの生活背景とか、今までの信念とかもあるので。特に糖尿病の患者さんなんかはね、もう難しいじゃないですか。誰も言うことを聞いてくれないし、変わってくれないけど、それでも妥協点みたいなところを見つけて。本人もそれなりに、「まあこれぐらいの言うことは聞いといたろうか」とか、「これぐらいのことはしといたろうか」っていうところを見つけてやっていくところは、すごいおもしろいなと思ってて。その人に合わせて、こう手を変え品を変え、いろいろアプローチしていくのがおもしろいなと思うんですけど。

〔病棟は〕治療の現場なので、もちろん言うこと聞いてもらわないと。「点滴嫌だ」って言っても、しないといけない。治療に必要なので。病棟の場ではそれじゃないと駄目なんですけど、もう在宅は〔病棟と違って〕その人が主役だし、それこそ、それが原因で死んでしまっても仕方ないというか、自己責任というか。でも、本人が**分かってて**そうなればしょうがないんですけど、こうなると死ぬって**分かってなくて**無茶をする人もいらっしゃるので、そこは選別しないといけない。[7]

（以下、インタビュー引用末尾の［ ］内の数字は逐語録の頁数を示す）

在宅医療においては患者が「主役」となる、ということがしばしば強調される。たしかに「主役」なのだが、Aさんが描くのは他の看護師とは少し違った患者の姿である。Aさんの場合、患者は「自由にわがままに好きなことをする」という意味で主役なのだ。**責任を負った自律した主体としての人間ではなく、楽しく生きるのが人間なのである。**

「〔からだに悪いのに〕言うことを聞いてくれない」「変わってくれない」というのが、「基本的に」人の姿である。生活上の快楽を貫くのが人間であり、それをバランスよくサポートする役割を果たすのがAさんなのだ。[★3] そしてこのわがままは「自分なりの生活背景とか、今までの信念」に由来する。つまり一人ひとりの歴史を反映している。わがままを尊重することは、一人ひとりの人生の厚みと個別性を尊重することでもある。

理性的な主体による意思決定と、お互いが相手の言葉を聞くことを前提とした社会という近代西欧の政治哲学の前提はここでは無効になる（現在の医療倫理は西欧の市民社会の道徳をもとにしている）。Aさんは別の形の共同体を構想する。つまり公共世界ではなく、私的な家を中心にして見ている。そこからだと世界の見え方が変わってくるのだ。

「つきあう」という着地点

Aさんの言う「その人に合わせて」は、病棟と在宅を対比するときのポイントでもある。病棟が医療中心の「治療の現場」であるのに対し、在宅は、好きなことをして「死んでしまっても仕方ない」生活の場である。自宅はたとえ「死んでしまっ」たとしても、快楽を大事にしてその人らしさを実現する場所だ。

治療を優先する病院では患者のわがままは許されない。これに対しAさんは「言うことを聞いてくれない」人の「生活」に焦点を置いた実践を行う。このとき「がつがつ指導しても「もう来ないでくれ」って言われたら終わり」〔8〕なので、相手に合わせることになる。

次の引用は、先の続きである。このようなつきあいを、Aさんは「楽しい」と形容している。

> **Aさん**　まずその人に分かりやすく説明する、根気よく**つきあう**とか、そういうのが楽しい。だからすべて慢性疾患との**つきあい**なんですよね、訪問看護って。基本的に病気は治らないっていう前提で。うん。そもそも病気って治らないんですよね。それこそ切って貼って治る病気だったら治りますけど、ほかの病気って全部ずっと**つきあって**いく病気じゃないですか、外科的なこと以外は。だから、それとどううまく**つきあうか**なので、慢性〔期看護〕につながるよねと思ってますね。〔7〕

ここでは計四回「つきあう」という言葉が登場する。まず好き放題に生きる「その人」と「つきあう」ことが語られ、二回目には看護師が慢性疾患とつきあい、三、四回目はその人が病とつきあう。看護師はその人と病と「つきあい」、その人は病と「つきあう」★4。このように、病をめぐっての関心は「つきあう」という形をとる。

「つきあう」という言葉づかいには、医療的な目的は成就することはないが、かといって諦めもしないというニュアンスがある。「つきあう」というスタンスは、「治らない」病気と、「言うことを聞かない」その人――この二つのどうにもコントロールできない相手が要請しているものである。

焦点は医学的な治療でもなければ、献身的に身を捧げる看病でもない。効果が出ないことを織り込んだほどほどの関わりこそが、「つきあい」と呼ばれる生活の水準の気づかいであるということだろう。「つきあう」とは、わがままな人と彼〔女〕の身体との継続的な関わり方である。医療者の側も、持続していく生活というモードで関わっていくことになる。

さらにAさんは「〔だからすべて慢性疾患とのつきあい〕」「〔外科以外の〕病気って全部ずっとつきあっていく病気」というように、慢性疾患を一般化していく。治らない慢性病とのつきあいを軸にして医療全体を考えていることが分かる。在宅を基点とすると、治すことに主眼が置かれていたかつての医療の見え方ががらりと変わる。

「〔死ぬと〕分かってなくて」無茶する人に、「分かりやすく説明」して、「分かる」に変換することがAさんにとっての実践の第一歩である。これが、言うことを聞かない「その人」と「つきあう」ことの内実となる。つまりわがままとつきあうことは、生活している人の無理解を理解に変換するという実践を内包する。小さな快楽を優先しつつも知識を入れることで、バランスをとって家での生活を可能にしていくのが在宅医療なのだ。

2 衣食住に「快」をつくり出す

前節では、不摂生であったとしても、「気ままに快を優先する慢性疾患の人」が医療とのバランスを手にすることにポイントがあった。裏返すと、本人がみずからの快を実現する力を持っていた。しかし、さらに重症の人が話題になるときには、以下のように看護師の側の介入が目立つことになる。医療的な介入が必要になり、語りにも具体的な例があげられていくことになる。一人ひとりの顔が問われるような水準で衣食住が際立つ。

大きな病を抱えるなかで、にもかかわらず何らかの快を実現させていくということが問われている。コントロールできない大きな痛みや、どうにもできない呼吸困難が続くなかでも、看護師は少しでも快を確保しようとする。いわば**「快が不可能になっていく状況において快をつくり出す」という困難な役割を訪問看護は担っている。**

訪問看護はピカピカにする——衣食住の「衣」

まずは衣食住の「衣」である。ただし、服装というより清潔を確保して快適さを保つことが話題となる。

Aさんは保清についてとても長い時間語った。[★5] Aさんが病院での医療と在宅医療を対比するのは、予後告知と保清の場面である。これも特徴的である。私が出会った訪問看護師はみなさん、自分にとって大事な場面で病院と在宅を対比する。そのことからもAさんが保清に置いた重要性が分かる。もちろん保清はナイチンゲールが最重要視した実践であり、看護の基本でもある［Nightingale 1969］。

村上　そこ〔保清〕を強調してますね。

Aさん　そうですね。きれいにしようと思います。だからヘルパーさんの責任者の方とかが「Aさんのところの訪看が入ってる患者さんはきれいだ」って言ってくださる、それはすごい褒め言葉なんですよ。病棟でも「訪看が入ってる患者さんはすごいきれい」って言ってもらえる。〔…〕きれいにするっていうことは、もう大前提、大前提なんですね。うん、ピカピカにする感じかな。［19］

村上　病棟で〔保清が〕話題になったことはない？

Aさん　ないですね。もう病棟は……私、院長回診なんかにも付くことがあるんですけど、もう患者さんみんな汚いんですよ。髪の毛も洗ってもらってなくてボサボサで、ひげもぼうぼうやし、爪も伸び放題やし。『なんでそこに意識が行かないのかな？』って逆に不思議ですね。すごい汚い。汚くされてる。嫌なんですけどね。［21］

すべての病院で患者が汚くされているわけではないだろうが、Aさんが、清潔であることの快適さを在宅の特徴として強調しているということが大事である。

在宅についての語りでは、Aさんが保清という動作の主語になる。これに対し病院の場面では、患者が主語になることが多い。しかも「汚くされてる」と受け身で描かれる。[★6] 匿名の病棟ナースたちによって放って置かれているかのようだ。病の苦痛に対抗しうるのは治療ではなく、看護師による快適さの確保であると言いたいかのようだ。

前節の慢性期の場面と、重篤な病を持つ人が話題となる本節とではAさんの構えに違いがある。ある程度自律した生活ができるがゆえに自分に甘くもなる人に対して、Aさんはその人の目線に立って〝そこそこ〟のバランスをつくり出す。積極的な介入はせずにわがままを尊重する。これに対して重たい病を持ち、自律することができない人に対しては積極的な介入を行う。

共通するのは（苦痛緩和の努力を前提としたうえでのプラスアルファの）「快」の確保だ。「もう大前提、大前提」と言われるように、生きることは小さな快を確保することに基づいている。

寝たきりでもタバコを吸う——衣食住の「住」

在宅においてこそ、苦痛のなかであっても、快適さを見つけることができる。主張は他の事例にも一貫していた。

Aさん〔ある神経難病で〕寝たきりになってた方で、女性だったんですね。子どもさんがいらっしゃって。ご主人いらっしゃったんですけど、寝たきりになった女性のほうが、もうご主人から離婚されそうな人だったんですよ。〔…〕昼間たまにいても子どもの面倒は全然見ないでパチンコに行ったりとか、ほんで浮気もしてて、みたいな人やったらしくて。

それで最初は、相談が地域包括〔支援〕センターっていうところに入ったんですね。そこは虐待事例とかも扱ったりするんですけど、ネグレクトっていうことで通報があって。どっちみち介護度が高いので、包括では見きれないので、うちの〔ステーションの〕ケアマネが一緒に行ったんです。

ほんなら、それこそせんべい布団に、尿便失禁まみれで寝かされてたんですって。それはでもネグレクトっていうよりも、『介護の仕方が分からなくてこうなってるんだろうな』ってうちのケアマネは解釈して、ヘルパーさんを入れたりベッドを入れたりとかして、こう整えて、家で看れるようになったんですね。まあもちろんデイサービスとかショートステイも使いながらだったんですけど。〔23〕

次の引用にあるように、娘が寝たきりの母親をネグレクトしたのは、かつて母親が娘をネグレクトしたことへの仕返しでもある。お互いに心理的な葛藤があって遠ざかっている。しかし娘の「問題行動」ではなくて、「介護の仕方が分からなくて」とAさんのチームは〝解釈〟する。心理的葛藤ではなく、介護技術の問題として「ネグレクト」を意味づけをすることで、対処が可能になる。虐待であれば介入の対象であるが、処罰しても患者の生活は改善しない。しかし、もしやり方が「分からない」のだったら、改善の余地がある。ヘルパーやベッド、デイサービスといった福祉で補うことができるのである。

こうして、患者や家族と語り合うことが実践へと接続する。

Aさん ほんでご主人がちょうど単身赴任になってて、子どもさんとその人〔だけ〕の生活になっちゃったんです。娘さんが「介護はしたくない」って、初めすごい断固拒否だったんです。「もうこんなお母さんだし、私たち〔きょうだい〕もネグレクトされてきたから、もう嫌だ」って言ってたんですけど、うちのケアマネがうまく接していって。「家族だからしないとだめでしょう」とかいうことではなくて、「こちらでできることはしますけど、受診に連れていくとか、お薬をもらいにいくとか、そういう家族ができることはしてくださいね」っていうので、うまく関わってくれたので。

で、娘さん、結局、お薬を飲ませるとか、夜の寝る前のおむつを替えるとか、そういうことはしてくれるようには最終的になったんです。なんかそういうのは、もうやっぱり修復できないけども、でもやっぱりそうは言っても親子なので。同じ家に住んでるのでね、見過ごしにはできないので、それなりに関係は修復できていったみたいでしたけどね。

村上 ほう。

Aさん その方、タバコを吸う方だったので、もう寝たきりで自分でタバコも持てないのに、くわえさえてもらってタバコを吸う人だったんですよ。うん。それは娘さんがちょっとしてくれたりとかいうのはありましたけど。でも、無理に家族だからとかいうのを押し付けたりはしないですね。[23-24]

「「家族だからしないとだめでしょう」とかいうことではなく」とAさんは語る。ネグレクトという心理的問題だったものを、むしろ世話の仕方が「分からない」という介護技術の問題と見なすことで、在宅生活が可能になる。理解の問題であれば、看護師が補うことができるのだ。

患者も家族も弱さを自己主張する。弱さの場としての自宅であり、〝そこそこ〟の快楽を確保する場でもある。それを可能にするのが訪問看護となる。そして訪問看護師のサポートのもとで、娘が母親のケアをある程度引き受ける。こうして初めて家になる。このとき医療は生活と対立するのではなく、弱さのなかでの共同生活を可能にするために、生活のなかに組み込まれた装置となるのである。

このようにして、介護の仕方が「分からない」娘が、「お薬を飲ませるとか」できるようになる。介護の力を発見することが、家族関係を修復することへとつながる。それゆえ「もうやっぱり〔心理的には〕修復できないけども」「〔家族関係を〕修復できていったみたい」と言う。感情のわだかまりを修復するのではなく、共同生活が回るようにすることが、結局は家族の修復ともなる。在宅医療とは〔共同の〕小さな快楽の場であるとともに、病とケアの技術によってメンバーの弱さを補う場となった。このとき支援者が入ることで、家の状況は組み替えられている。

看護師が家全体の変化を媒介している。
　このように看護師が媒介することで、病を持つ人の「弱さ」と「小さな快楽」は両立するようになる。家族の弱点を看護師が補うとき、母親は自分の快を確保する。母親は「くわえさせてもらって」までしてもタバコを吸う。家に住むことは住人のわがままの自由を確保することでもあり、住人相互に快楽を調整することでもあるのだ。ここでも快楽がまずあって、それを理解して協同的に調整することで、家での生活が成り立つ。★7
　小さな快楽は生活のなかの不可欠な要素である。弱さと快の両立が、家での生活を可能にしている。寝たきりのぎりぎりの状況であっても、小さな快を確保できる存在として訪問看護師は登場している。言うまでもなく病院ではタバコは楽しめない。家で問われるＱＯＬは医療が目指すＱＯＬとは異なるが、訪問看護はこの部分にも関わる。

かちかちになったパン——衣食住の「食」

　Ａさんが最後にあげたのは、「衣食住大事」と二回強調された自殺の事例である。ある独居の中年男性が、家での生活を準備する間もなく退院した。まだ若かったために、ケアマネジャーやヘルパーといった介護保険の支援が使えなかったというケースである。

Ａさん　生活大事、衣食住大事だなって思った事例があって。〔循環器の疾患を持った〕五〇代の男性で、もともと病院に入院しておられたんですけどトラブルがわりと多かったんですね、病棟の看護師との。〔ここでトラブルの内容と突然退院させられた理由が語られる〕

結局、「とりあえず在宅酸素が入るので、訪問看護に行ってくれ」っていうことになって。「安否確認も兼ねてちょっと行ってみて」っていうことだったんですよね。退院する日にご挨拶に行って、ほんで「明日うかがいますね」って言ったら、「分かりました」っていう感じだったんですよ。

ほんで退院されて次の日、私たちが時間に訪問したら誰も出てこなくて。しょうがないので玄関が開いてたので入っていったら、玄関先でリストカットされてたんですよ、その人が。それもこう〔手首を横に切るん〕じゃなくて、こっちの〔腕を縦に裂く〕本気のほうの――本気っておかしいですけど――死ぬ気満々のリストカットってこっちをするんですけどね。

でも、血もだいぶん固まってて、『おそらく朝方にされたのかな』っていう感じだった。まあ意識はちゃんとあったので。で、私、ついなんか「なんでこんなことするの！」って怒ってしまったんですけど、本人はもうハーハーハーって感じで。すぐ病院に電話して、「もう救急車で運ぶね」ってなったんですよね。［27］

ここはインタビューのなかで、Ａさんの語りが最も生気に富んだ場面である。Ａさんはリストカットの様子を身振り手振りで示しながら語られた。

Aさん 救急車が来て、なんじゃバタバタしてて、〔…〕ほんで、とりあえず救急車に乗せるのに戸締まりをしないといけないのでね、鍵を探すんですよ。本人に聞いても、もう答えられないので、私、部屋中探して、パッと台所に入ったら、菓子パンのかじりかけたやつがポンと置いてあって。それを見たときに、ああ、たぶん帰ってきて――夕方退院されたんでね――帰ってきて、晩ごはんを。

のちのち話を聞いたら、介護タクシーの人に無理を言って、なんかコンビニに寄ってもらって、パンを買って帰られたみたいなんですけど。夜ね、一人退院してきて、『寂しくパンをかじってたのかな』と思ったら、ちょっとなんか泣きそうになってきて。〔28〕

Aさんは、ありえたかもしれない複数の可能世界を思い描く。鍵を探してパンを見つける部分はリアルな状況の再現、「たぶん帰ってきて晩ごはんを」はあいまいな推測、そして「のちのち話を聞いたら」は伝聞情報の再現である。そしてこの次の引用では、「もしヘルパーさんとか入れといて」と反実仮想の描写があって、さらに異なる様相となっている。

このようにリストカットした男性をめぐって世界が微妙に異なる様相で、つまり少なくとも（リアル、推測、伝聞、反実仮想という）四層に重層化するのである。さまざまな様相が一つに折り重なって、この場面の実践はできあがっている。これ自体はおそらく特殊なことではない。看護師の実践とは、しばしばさまざまな可能性を同時に思い描くがゆえに、このような世界の重層化のなかで生まれるものなのだ。そのなかで、患者にとってどうしたら最も望ましかったのかが考え抜かれる。

Aさん　ここにもしヘルパーさんとかを入れといて、ごはんの用意をしてね、それこそ温かいおみそ汁かなんかでも用意してもらってこの人を出迎えてたら。結局、自殺の原因はね、なんかこう寂しくなって絶望したみたいな感じだったんですけど……そうならなかったんじゃないかなって思って。だから、やっぱり衣食住を支えるヘルパーさんを入れるとか〔ができてたら〕。すごい悔いが残るというか、衣食住大事だなっていうのを感じた事例で。［29］

後日Aさんにうかがったところによると、現場でかちかちになったパンを見た瞬間に「ヘルパーさんを入れられたらよかった」と思ったそうだ。つまり複数の可能世界への重層化は、患者の家を訪ねた時点で起きている。Aさんにはさまざまな可能性が一挙に見え、そのなかで、ごはんを用意して出迎えていたら、という別の未来を思い描く。そのような重層性のなかで、「食べること」の重要性が浮かび上がっている。

もしかすると退院を急いだ病院に、家での安心と快適さを導入するための理解が欠如していたのかもしれない。食べるという基本的な要素だけではない。ヘルパーがいれば実現したであろう対人関係も、同時にAさんの念頭にある。つまり単に食べ物がなかっただけでなく、孤独が問われている。★8

生活のなかで看護師が小さな快楽を確保しようとすることは、単に生存のための衣食住の確保だけではなく、人との関係が欠かせないということも意味している。

寒い→ひもじい→死にたい

次の引用では、患者が生存しようとする力をそもそも生み出すためのサポートとしての訪問看護が際立つことになる。

Aさん もともとね、一人暮らしだったんですけど。病気でちょっと弱って帰ってきて、新しく酸素も始まってね、不安が強くて。あ、『じゃりン子チエ』って漫画ご存じです？ テツってお父さんいるじゃないですか。あれのお母さん、おばあはんっていう人がいてるんですけど。あの人が言ってたんですけど、人間は死にたいと思うのは、「寒い、ひもじい、死にたい」っていう順番で来るんですって。[★9] だから、『この人もちょっとそうやったんかな。冬で寒くて、おなかすいてるんで菓子パンしかなくて、死にたいってなったんかな』って、ちょっと思ってたんですけどね。だから、そういう思いをさせたらいけないんですよね、家にいる人にね。[29]

「家にいる人」に「そういう思いをさせたらいけない」は、家とは衣食住が確保されるべき場所であるという倫理を示している。Aさんが言及した『じゃりン子チエ』では、「寒い」と「ひ

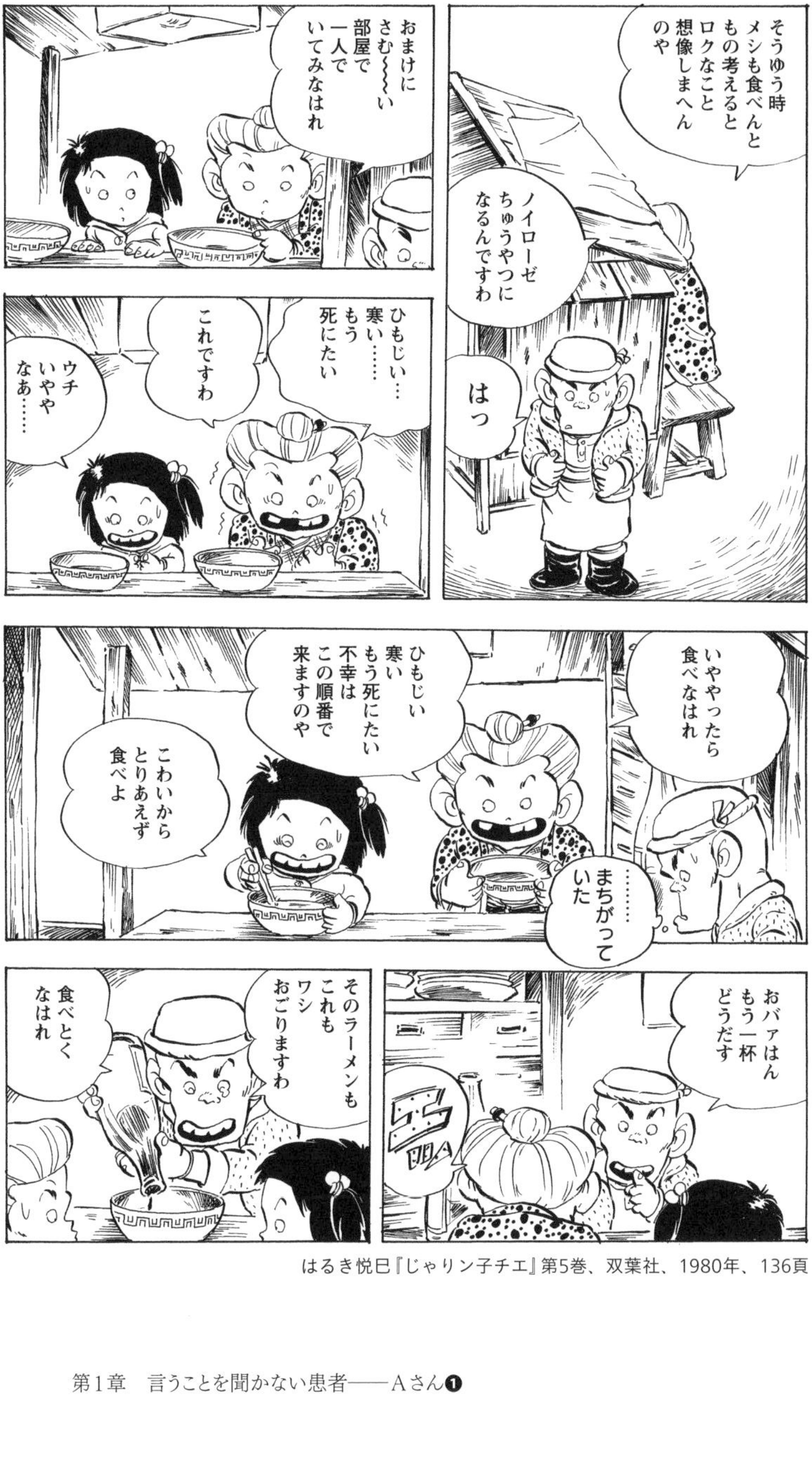

はるき悦巳『じゃりン子チエ』第5巻、双葉社、1980年、136頁

もじい」が並べられている。つまり「衣」と「食」である。「衣」と「食」の重要性を分かることと、それに応答することが話題となっているのだ。

家に備わっている「快適さ」と「食べ物」、そして「人間関係」。それらをこの患者は失ってしまっている。患者は自宅に帰ったはずなのに、そこはもはや生活する場所としての家ではなかったのだ。在宅酸素で息苦しさが残るなかで、冷蔵庫に何もない寒い家に帰ったとき、家はもはや小さな快を実現してくれる場所ではなかった。そのとき患者は生きることを手放すのである。

快を確保する実践としての訪問看護とは、基本的な生活環境を立て直す実践なのだろう。Aさんは家と生活をつくり出すことを問い直している。[★10] 快の場であることが自明でなくなった家においてもう一度快を生み出す運動、それが在宅医療なのだ。患者の快を確保する方法を見つけることで、訪問看護師がいま新たに「家」をつくり出す。

おそらく多くの訪問看護実践は、それがなかったらこの男性のように死へと追いやられるような、基本的な生への意欲を生み出す。看護師が生み出しうる快適さは、呼吸困難と寒い家での孤独が支配するなかで、それに抗って生存を可能にする唯一の手段となりえたはずである。

では死を前にした終末期においても、このような快の実現は果たせるのだろうか。これが次章のテーマとなる。

第2章

「普通」で「自然」な看取り

Bさん

1 病院での死

前章では、主に慢性期に訪問看護によって実現できる「快」を論じた。この章では、看取りと快の関係を考えていく。

訪問看護の業務は、「慢性疾患のケア」と「看取り」の二つに大別することができる。場合によっては一〇年以上自宅での生活をサポートすることもある一方で、看取りは長くても一か月、多くは二週間ほどという短期間の関わりとなる。

在宅医療を受けていたとしても、病の手当てができそうであれば、急性期病棟に一時再入院する。入退院を何度か繰り返したのちに、最後に治療ができなくなったときにうまく在宅で過ごすことを目指す——これが在宅看取りである。それゆえ、慢性期の訪問看護と看取りの訪問看護とは、いったんは入院しなおすことによって区切られることが多いという。Bさんはそれを「仕切り直し」と呼んでいた。

Bさんの語りに入る前に、AさんBさんCさんの同僚である看護師が二〇年ほど前に経験した、病院での死の場面を引用してみたい。ここではまさに看取りにおいて快適さが完全に奪われた状態が描かれている。無用な延命措置に対する反省が浸透した現在でも、このような場面は避けられないことがあるようだ。

現在推奨される在宅での看取りは、こうした「病院での死」に対抗する実践としての意味を持っている。死を前にしたときの病院での過剰な医療は大きな苦痛を与える。それを踏まえると、在宅における看取りにおいて快を重視することの重要性が際立ってくる。

同僚看護師　病院で亡くなった方で私が印象に残ってたんは、もう最後で本当に血みどろになって亡くなったおばあちゃんとかも居てて。家族さんも誰も来てもらえなくて。もう最後は吐血だったかな…もうすごい状態になって。それでも昔は処置されるじゃないですか。そんなんされて、ぼろぼろになって亡くなった人とかもいたり。家族さんが希望されてなくても、やっぱり急変したら挿管とかも昔はしましたし。今はもう先にCPR〔心肺蘇生をするかどうか〕とか聞きますけど、二〇年前はそんなんもう、救命処置するのが当たり前だったんで。もうすごい状況で挿管されたりとかっていうのがあったり。結局最後亡くなって、家族の方がもうすごい号泣されてとか。

なんかああいうのを見ると、やっぱり家でね、穏やかに。人間いつかは亡くなっていくっていうのは分かっているので。治療することで本当に一〇〇パーセント、五年でも一〇年でも長生きできるならやってあげればいいけど、そうじゃないなら、『本当にあんな苦しい思いはさせてあげたくないな』って、やっぱ思うし。在宅で亡くなっていく人を見て、『家でなんぼ苦しんでも、最後はこんなに穏やかに亡くなっていかはんねんな』って。うん。

死が差し迫っている。そのとき抗がん剤の苦しい治療を受けるにせよ、心臓マッサージで弱った肋骨をばきばき折られるにせよ、水分を受けつけなくなった体に輸液することで全身がむくむにせよ、鎮静をかけなければいけないほど苦しい人工呼吸器を付けるにせよ、すでに不可逆的に死が近づいた人に延命治療を施すことは、不要な苦しみを与えているだけかもしれない。

在宅でも、痛みのコントロールが難しい場合や、呼吸が苦しい場合はあるだろう。しかしそれは、人為的に苦痛を追加しているわけではないし、最後の瞬間はおだやかに見えることが多いとされる。もちろん病院のほうが安心できるという人もいるだろうし、本人と家族の希望と事情が優先されるべきである。しかしとはいえ、病院でもう助かることがない人に徹底的に医療を施す場合の死と、在宅で医療を差し控える場合の死とでは、たしかに違いがあるようだ。

2 死を日常生活のなかに位置づける

看取りのプロデューサーとしての訪問看護師

家での看取りという営みは戦後いったんは忘れられかけて、今また再構築されつつある。それは現代の医療技術を、核家族化した社会状況に合わせて新たにつくり直しているものであるから、近代以前の看取りとは姿を変えたものである。

訪問看護師は看取りのプロデューサーとして、日常生活のなかに死を位置づける。もちろん終末期の家族介護において生活は大きな負荷と変質を強いられる。しかし訪問看護師は、それまでの生活との連続性を見出そうとする。死が生活から隔離されることになる病院での看取りとの、最も大きな違いはここにある（その意味で訪問看護師は**生の連続性の触媒**となる）。

ここで次章の主人公となるCさんの語りを、先に一つだけ引用する。Cさんは最近になって訪問看護部門に異動してきた病棟経験が長い看護師である。

Cさん　看取らしてもらったというか、最後まで処置いろいろさしてもらったんですけど。すごくいいですね。

村上　ほう。

Cさん　病院で亡くなられる方って、やっぱり最後まで酸素を付けて…リザーバーマスクっていう酸素がたくさん入るマスクをずっと最後まで付けられてたりとか、点滴してたりとか。しんどそうなんですよ、やっぱり。

でも家での看取りは、なんか自然。すごく自然です。家で看取るって決めて家へ帰ってはるので、もうたしかにこう…あんまり余分な栄養も入れないですし。要らない酸素やとか点滴もしないので。そういう面もあるかもしれないけど、すごくこう…自然ですね。家族もまあ、ちょっとずつ受け入れていって。家族のできること、自分がやりたいこと、できることをやるので。悔いが残らない感じ。なんかいい雰囲気のなかで死ねるっていうか。［15］

自宅での老衰死は「本来の死」であるだけでなく「自然」である。看護師の目に映る「しんどそう」な病院での死と、「自然」な在宅看取りの違いは何だろうか。

病院では身体が操作対象になるために器械に合わせて変形されていく。酸素マスクや呼吸器の挿管、そして鎮静、点滴、ときには人工心肺といったように、患者の身体に器械が組み込まれる。このとき快適さは失われがちになり、医療者の視線も、本人や家族の視線も、病に焦点が当たったままになる。

これに対し自宅では、患者のもともとの生活が尊重される。苦痛が残るとしても患者が主役となって生活を楽しむとともに、妻や夫との関係、子どもとの関係も維持されつづける。生活の延長線上で「できること」「やりたいこと」をやりながら、「いい雰囲気」のなかで死ねる。

この「自然」な老衰死は、延命処置を控えることで身体の生理的なプロセスに従うということだけではない。むしろそれまでの家族との生活の、そのままの進行のなかで死を迎えるということでもある。つまり生活に無理をかけないという自然さである。

そして患者が「やりたいこと」と「できること」を、家族とみずからの手で成し遂げる。これが家族に悔いを残さないことにつながる。つまりここでは、欲望と快を達成することが話題となっている。病院死の文化のなかで死と日常生活は分断されたのだが、訪問看護がふたたび結び直すのである。

日常生活のなかの死

さて、以下はBさんが特に看取りについて語った部分である。Bさんは二〇年ほどの看護師経験があり、訪問看護のキャリアは一〇年ほどである。

Bさん　看取りをさしていただくのも、私はすごい――言い方が悪いかもしれないですけど――好きというか。やっぱりやりがいを感じるところではありますね。ご家族の決断ってすごいと思うんですね、看取りたいって思わはる。やっぱりほとんどの方は未知の世界なので。もう「どうなっていくんやろ」っていう日々はすごく怖いとは思うんですけど。最後のほうは毎日訪問さしていただいて、日々の変化に対していろいろと説明していくんですけど。そういうことで安心してもらいつつ、最後までご自宅でずっと二四時間付き添われたりとかして。同じ生活、空間のなかで亡くなられるっていう瞬間がすごいあったかいっていうか…いいなあって思うところなんですよね。

〔夜間の〕電話当番があって、わりとここ何回か看取りに当たってるんですけど。それがすごいうれしくって。ま、こんなことはないと思うんですけど…〔患者さんが〕選んでくださって…自分のときに対応さしてもらってるかなって…いいように取ってるんですけど。

村上　ああ、なるほど。今のお話でいろいろ気になったんですけど。たとえば同じ生活習慣を続けられて。

Bさん うん、そうですよね。お仕事お休みされる方とかも、いらっしゃいますけど。それでも、朝起きて、朝ごはん、昼ごはんを食べて。もうずーっと普通の生活をしながらそばで看てられるって、すごくいいことだと思うんです。病院みたいに検査して、点滴して、何かしてっていうことじゃなくて。本当に自然なことだと思うし。食べれなかったらそのときが寿命っていう。〔14〕

今のところ日本では独居での在宅看取りがめずらしいため、[★1]在宅での看取りは家族の「決断」によることが多い。そして今は病院死が一般的であるため、死にゆく人に間近に立ち会いつづけた経験をほとんどの家族は持たない。家族にとって、死へと向かう「日々の変化」は、「どうなっていくんやろ」という不安をともなう。患者の死は、介護する家族にとっては「未知の世界」へと踏み込むことでもある。日常生活はほぼ同じことの繰り返しだろうから、看取りは自宅にあってきわめて異質な出来事である。

Bさんは「〜ていう」という例示の言葉とともに重要な内容を語る。それを追うと「どうなっていくんやろ」という未知の世界への不安から出発しつつ、家族が「同じ空間」のなかで看取り、Bさんはそれを「あったかい」と感じている。そんな道筋が分かる。

Bさんが描く看取りは、未知の死へと向かう患者の衰弱のなかで、しかし「同じ生活、空間のなかで亡くなられる」という生活との連続性を強調する。「普通の生活をしながら」看取ることが、死の接近という「未知の世界」とコントラストを成す。在宅での死の「自然さ」とは、家族が生活の連続性のなかで患者とのコミュニケーションを続けることを含む。

もちろん家族が長時間の介護で生活を保つことが難しくなるからこそ、この生活の連続性の要請が生じているのでもあろう。このように生活の連続性が壊れかねない場面であるがゆえにこそ、**連続性を生み出す触媒**としてBさんは働く。

＊

ここで私自身の経験を語らせていただけるなら、どのように死を迎えるのかについては私もまったく見当がつかなかった。家族を心不全と肺水腫で亡くしたときに私は初めて目の前で死にゆくプロセスを経験したが、数時間おきに繰り返す発作に立ち会いつづけるなかで、「おそらくあと数日。亡くなる前にけいれんが起きると思います」と言われてはいたが、どのように死を迎えるのかが分からず、大きく動揺した。

Bさんの言葉のとおり、自宅で死にゆく家族に立ち会いつづけるためには医療者からの情報とサポートが不可欠であり、それでも「どうなっていくんやろ」という思いのなかで看取りにいたることになる。なじみの生活のただなかで、しかしまったく未知のものとして、死が開かれるのだ。このとき、生活そのものの継続である慢性期の介護の場面とはモードが大きく変化して、死固有のモードへと周囲の人も変化する。

在宅の看取りにおいては、（ハイデガーの死への存在の議論とは異なり）日常世界が脱落することはない。本人が死と向き合うのは小康状態で日常生活を回復した瞬間であろう。そして看護師は、家族が日常生活を維持できるようにと気づかう。死の接近と介護は非日常的な出来事だが、それを日常生活と調和させること——これが在宅での看取りの課題の一つとなる。

このような未知の死と生活の連続性とを折り合わせる場面は、家族にとって特別なものだろう。それゆえBさんにとって、看取りは「すごいうれしくって」と感じるものである。「好き」「いいなあ」「うれしい」「ありがたい」という価値判断がBさんの語りに登場したのは、看取りの場面でだけだった。さらに、臨終を知らせる電話をとった偶然を、Bさんは「〔患者さんが〕選んでくださって」と受け取る。Bさんが、在宅での死をポジティブなものとして位置づけていることが分かる。

「普通の生活」に未知の死を組み込む

日常生活の連続性は、死の瞬間においても強調される。

Bさん〔家族にとって看取りは〕未知の世界だけど。私たちもいろんなこと説明したりとかするなかで、「普通に生活していただいてるほうが、いいんですよ」というか「自然なんですよ」って。最後、本当にもう今晩かなっていうようなこともお伝えするんです。

そんときに「寝たらあきませんよね」っておっしゃる方もやっぱりいらっしゃるんですね。「最後の死に目に会えへんのがつらい」って言う方もいらっしゃって。その気持ちってすごい分かるんですけど。「最後一人で逝かせるのはかわいそうだ」とか言う方もいらっしゃるんですけど。**普通**に、ご家族が生活されてるなかで、もう寝てはったら寝てはったで。そんときに起きないぐらい**自然**に逝かはるんやったら、もうそれはそれですごいご本人も楽なことなんで。「もう**普通**に寝てください」とか、そういう説明とかもさしてもらうんですけどね。
〔15〕

引用では、看取りにあたっても家族が「普通に生活」することがクローズアップされる。規則正しく寝るという普通の生活である。それが「自然なんですよ」という価値判断を生む。しかしこの自然さは少々複雑である。

ここでは「普通」が三回、「自然」が二回、組みで使われつつ強調されている。死は家族にとっては未知の世界だが、しかしその要点は「普通に生活して」いるなかで「自然に逝かはる」ことである。

細かく見ると、死は「未知の世界」だけど、「普通に生活」するなかで看取るのが「自然」であるという順序がある。「寝たらあきませんよね」と語る家族に対しても、「普通に、ご家族が生活されてるなかで」「自然に逝かはる」という順序が繰り返される。**普通の生活に、未知のものである死が組み込まれることが「自然」なのだ。**

ただしおそらくその背景には、介護で疲労困憊し、「普通」ではなくなっている家族の生活がある[★2]。そもそも死の接近という非日常があり、にもかかわらず日常生活が続けられるようなサポートを訪問看護は提供する。それゆえ「もう普通に寝てください」などと「もう」が四回繰り返されるのである。[★3] このように「自然な死」とは、（延命治療を行わずに）生物としての衰弱のプロセスに従うということであるとともに、非日常と日常のせめぎあいでもあるという二重の側面を持つ。

日常生活のなかに死を位置づけることは、日本の都市部では在宅医療によるサポートがあってのみ可能になることであろう。つまり患者と家族が看取りをめぐって生活と語りをつくっていくためには、訪問看護師が触媒として支えないといけない。

病院では「日常生活のなかで死を迎える」というプロセスをサポートすることは難しい。病院内ホスピスの穏やかな環境は疑似的に「家」をつくり出そうとするものであろうが、患者や家族のもともとの生活空間ではないし、どのようにしても疑似は本物ではない。

自分が住んでいる場所で自然に死を迎えるとき、人生全体を踏まえて死が成就する。訪問看護師は、自然な形で人生を完成するための支えとなっている。この自然さはあまりにも当たり前であるがゆえに記述しにくいが、人が家に住む動物である以上、在宅においてのみ実現するものなのだろう。

次の章では、自然な看取りをさらに越えて、看取りにおける快適さという可能性を見ていきたい。

第3章

楽しい看取り

Cさん

1 本来の死に方

意外な語り

Aさん、Bさんと同じ訪問看護ステーションにお勤めのCさんは、看護師として二〇年ほどの実践経験があり、内科、外科、精神科、東洋医学とさまざまな部門を経験されている。今の総合病院には一〇年ほどお勤めである。長く訪問看護部門への異動を願い出ていたが最近になって願いが叶い、一回目のインタビューの五か月ほど前に勤務を始めた。

Cさんの語りの特徴は、看取りの楽しさを何度も強調することである。一般には死は悲しいもの、苦痛なものとして捉えられているだろうから、Cさんの語りは意外なものとなっている。

Cさんが念頭に置いているのは高齢者の看取りである。これは大事な側面だろう。次のⅡ部で見るように、若い患者を看取るときに事態はまったく異なるものになる。しかしそのことは、Cさんの語りの意義を減らすものではない。超高齢化社会にあっては、在宅での看取りの多くは高齢者が対象であり、高齢者が在宅で安心して死ぬことができることは私たちにとって重要な意味を持つからだ。

まず一回目のインタビューの末尾の部分を引用する。[★1] 病棟で数多くの看取りを経験してきたCさんは在宅で看取りを行う場合に、死が悲しいものではなくなると力説してきた。そのことを受けての語りである。

村上　僕らの社会にとっては新しいですよね。

Cさん　新しいですか。ハハハッ。

村上　じゃ、ないですか？

Cさん　ですよね。

村上　だって、そういう……。

Cさん　死ぬのに楽しいみたいな。

村上　ねえ、死ぬのが楽しいってね。

Cさん　うんうん。死ぬのが本来悲しいものじゃないっていうのが分かります。本当に、亡くなられて四十九日ぐらいに、まあちょっとお花を持って集金にうかがうんですよ、最後の。そのときもね、「すごいねー、よかったー」と言ってもらえるんですよ。「ちゃんと家で看取れてよかったー」と言って。★2「毎日来てくれてたから、すごい安心感があったし」って言わはるしね。「ありがとう」と言ってはりますね。だから、しんみりっていうのもないし。うん、うん、うん、終始笑顔。ウッフフ、フフフフ。

村上　それは何ていうか、何かがすごいおっきく変わる。

Cさん　ああ、でも本来の死に方ですよ。なんかそんな気がする。〔25〕

「死ぬのに楽しい」とCさんはインタビュー全体を総括している。この楽しさは、しばらく経って四十九日で家族が「よかったー」と言ってくれることで最終的に確かめられる。「よかったー」という言葉は、自宅で死んだことに満足しそれを肯定しているということであろう。「しんみりっていうのもない」ということからそもそも悲嘆が生じないということが分かる。

この「よかったー」について考えていくことが、以下のテーマになる。

悲しさと寂しさは違う

死が悲しくないという発想は「新しい」、あるいは今までの死生観と「おっきく変わる」のではないか？ そんな私の問いかけに対して、Cさんは「本来の死に方ですよ。なんかそんな気がする」と答えている。悲しくない死は、訪問看護の登場によって新たに生まれた現象なのではなく、昔からの人間の本来の姿だというのである。

「本来の死に方」であると感じるのは、医療的なエビデンスではないが、Cさんが数多く経験した病棟と在宅での看取りを比べた直観である。家族が「ちゃんと家で看取れてよかった」と語っているということは、Cさんだけでなく家族も自宅での看取りのよさを予感し、実行することで、その正しさを実感したということである。論証によってではなく経験によって即座につかみ取られるような「本来の死に方」が問われている。[★3]

Cさん 悲しみではありません、死は、みたいな。アハハハハハ。
村上 まあ、もちろん悲しい死もあるんだろうけど。
Cさん ただ、悲しいっていうよりも…その人の…なんかその人と話ができなくなるっていう寂しさとかはあると思うんですよ。
村上 そうか。それはそうですね。
Cさん 死んでいくのはまあ仕方がないこととして。誰でもみんな死んでいくけども、もうちょっとこれを機に話せなくなるっていうか。一緒にいろんなのをできなくなるっていう寂しさはあると思います。だからそれはたぶん葬式以降…ちょっとだんだんと…ふつふつと来るものなのかなっていうのはありますけどね。ただ亡くなるときは、そうではないような気がしますね。［27］

私が「もちろん悲しい死もあるんだろうけど」と躊躇しつつ述べた言葉も、Cさんは強く否定している。死はその本質において悲しさとは結びついていない、と断固として主張するのである。悲しさと寂しさは異なる。死は別離の一つであるから、他の別離と同じように、時間が経ってみると寂しくなる。私自身の経験を差し挟むことが許されるなら、生活のなかでいるべき場面にいないことで、胸がしめつけられるとともに死者は際立つ。あるいは患者を中心として営まれていた生活習慣は、亡くなったとたんに根本的に変更を余儀なくされる。日常生活のなかでたえず感じられる欠損が、Cさんが語る「寂しさ」を感じさせるのだろう。悲しさはおそらく後悔や罪悪感に根ざしており、もし悔いの残らない看取りができたのであれば、(寂しくはなったとしても)悲しくはないというのだ。

2 訪問看護の楽しさ

自宅と快

さてCさんは、看取り以前にそもそも訪問看護という仕事全体に対する楽しさを語った。訪問看護の実践全体を見たときに、患者や家族にとっての「よさ」と、看護師にとっての「よさ」とが連続していることがはっきり語られる。

Cさんは最近になって訪問看護ステーションに異動になったが、じつは二〇年ほど前にも同じステーションで実習を受けたことがあった。

Cさん 〔新人の頃に〕ここの訪問看護ステーションにちょっと一日だけお邪魔して、実習さしてもらったんですよ。そしたらすごく楽しくって。『ちょっと行ってみたいな』と思ったんですよ。免許取りたての頃なんで、〔実習に行くまでは〕訪問看護に全然興味なくって、むしろ『行かないでやろう』と思ってたんです。でも勉強会に行かしてもらって、実習さしてもらったら、すごく楽しかった。

村上　おー。その、楽しさというのは？

Cさん　何でしょう。たぶん在宅に…家にいるっていうことがすごくこう…人間って家にいるのがすごく合ってるっていいますか。やっぱし入院っていうのは特殊なことで。『本当のその人のおうちじゃないんだな』って。やっぱり家にいる患者さんっていうのは…すごくこう…伸び伸びしてるし、表情もいいし、元気。うん。ちょっと病気は持ってるけど、私たちがサポートしながらだったら、家で過ごせるっていう部分があるので。『いい職業だな』っつうか。

村上　あ、なるほど。

Cさん　『楽しいけどな』って思ったんです。やっぱり病棟にいるときには分からないっていうか。やっぱりちょっと実習とかで絡んでもらって、そういうのを見ないと、よさが分からないですね。［4］

二重鍵括弧を付けたモノローグを追うと、Cさん自身が患者や家族とどのように関わりどのような実践を行っているのか、その流れがわかる。[★4] モノローグで確認されるのが、家のよさと訪問看護の楽しさである。「すごくこう…伸び伸びしてるし、表情もいいし、元気」という家での患者の状態のよさが、「すごく楽しかった」という楽しさを帰結している。重い病気を持つのだから、この「元気」は生理的な水準のものではない。生きられた体験の水準での体の元気さである[★5]。病院では病に焦点が当たるが、在宅では「病気は持ってるけど家で過ごせる」と、病気は二次的な位置に置かれる。「伸び伸びしてる」というように、家は身体の快を手に入れる場所として位置づけられている。入院は「特殊なことで」というのも、家が「本来」の居場所であり、家にいることは人間に「すごく合ってる」という主張を裏付ける。快適さを通して自分自身へと落ち着くという動きは、自分の居場所である自宅（施設であれば「自室」）だからこそ容易に実現するのであろう。

さらにここでは二〇年前の実習の経験を語っていたはずなのだが、現在形で語られているためにいつのまにか現在の実践を描写している。過去と現在とが連続している。そのことで訪問看護のよさが、時間を超えて妥当するものであるという印象を与えることになっている。

この過去と現在の連続性は、本章冒頭の引用で、看取りの瞬間と四十九日のあいだが連続的に語られているのと同じ構成である。時間的な隔たりをつなぐことによって、Cさんは在宅看取りが本来の死の姿であることを語ろうとする[★6]。

看取りと身体の快

このような在宅医療の楽しさは、看取りにおいても当てはまる。

Cさん　最初から今までずっと楽しいですよね、実際やってみて。フフフフ…何が楽しいのか…やっぱりさっき言ったようなことで、病棟に入院してる患者さんっていうのは、食欲もないし。同じ病気であっても、なんか皮膚もかさかさだし、なんかすごく元気がないんだけど。〔治療〕できない状態で家に帰ることもあるんですよ…まあ看取りで帰ることもあるんだけど…それでも元気になるんですよ。皮膚も全然すべすべできれいで。声も違うし、表情も違うし。死ぬために家に帰るんだけど。病院にいるときよりも元気ですわ。〔4-5〕

訪問看護は「最初から今までずっと楽しい」と言う。ここでもCさんは自分の経験の過去と現在を連続させながら、「実際やってみて」初めて分かるという、Cさん流の証明をする。以前も今も楽しいのは、それが正しいからだ。

病院では「なんか皮膚もかさかさだし」「なんかすごく元気がない」。それに対し、患者が看取りのために自宅に戻ると「元気ある」「皮膚も全然すべすべできれい」である。「〔治療〕できない状態で家に」帰り、死を間近にして衰弱しているはずなのだが、それでも「元気」だ。「死ぬために家に帰るんだけど元気」という逆説は、本章冒頭の引用の「死ぬのに楽しい」という逆説と呼応している。衰弱が、元気さや快適さと並立する。訪問看護のケアは、衰弱にもかかわらず成立する。このとき家は、身体の快適さという根源的な現象を下支えしている。快を可能にする有力な仕組みであるがゆえに、家は、本来の場所なのである。

家で死ぬことの本来性

このように、慢性期を含めて在宅医療すべてにわたって実現する心地よさが、看取りにおいて際立った仕方で継続する。看取りにおける自宅の機能へと議論を進めよう。

村上　それはおもしろいですね、ほう。

Cさん　おもしろいです、はい。話してても違いがすごく分かるから、『やっぱり家がいいんやな』って。『家で死にたいというのはこういうことなんやな』って。

村上　あー、なるほど、うん。

Cさん　まあまあ、人ってなんか家…畳の上で死にたいって昔〔から〕よく言うじゃないですか。でも実際は、たぶんもう死ぬときにならないと分からないと思うんですよ。本当に何がいいのか、畳の上で死ぬことが何がいいのか分かんない……やろうけど、やっぱり家だと人ってくつろげるし。やっぱり家にいるのが**本来なんですよ**。『自分なんやんな』って、『そういうことなんかな』って思ったんですけどね。〔5〕

先ほどCさんは、看護師が在宅医療を体験してみないとそのよさが「分からない」と言われたが、今度は、なぜ患者自身が「畳の上で死にたい」のか、「たぶんもう死ぬときにならないと分からない」と言う。経験してみて初めて、患者にとっても看護師にとっても直観的に在宅のよさが分かる。さらに患者の「分かる」を経由して、ふたたび看護師も『家で死にたいというのはこういうことなんやな』と「分かる」のである。[★7]

「実際は、たぶんもう死ぬときにならないと分からない」、つまり死が切迫して感じられることで初めて「本来」のあり方が明らかになる。死を間近にして明らかになるのは、身体の快が第一の「本来」のものであるということだ。そして自宅が快を生む本来の場所であるということは、快の源泉が自宅にあるということを意味する。[★8]

『自分なんやんな』という「自分」の回復というところにも、この本来性が表現されている。五五頁の引用で自宅が「すごく合ってる」と言われたように、住処における快の実現によって、自分が手に入るのだ。[★9] 家でくつろぐことにおいて、自己が固有性を回復する。そしてこれこそが、死へと直面する仕方でもある。快適さこそが自分の基盤であり、死の接近はそれを発見するきっかけとなる。在宅における死の切迫は、快を通して自分が自分に落ち着くきっかけとなる。[★10]

「家がよいから家にいるのが本来だ」というCさんの語りは循環しているように見える。これは論拠が薄弱ということではなく、むしろ三段論法とは異なる直接的な仕方で真理が体感されていることの表現である。

身体の快と自分自身へと落ち着くこと

ここでいったん訪問看護を離れて、虐待へと追い込まれた母親たちによるグループワークにおける語りを一つだけ引用したい。このグループワークでも、身体感覚の安定を通した自己感の獲得が大事な意味を持っていた。おそらく体の快適さと自分自身へと落ち着くことには、普遍的な重要性がある。

〔ある参加者の語り〕うん。気功をするんですけど、あれも日常でイライラッとしてる自分の気持ちを落ち着けて、最後に、自分はここにいるっていう、何て言うんかな、なんか、思い出す感じっていうか。自分の気持ちが別のところに行ってても、あ、ここ、この場で、自分は〔セッションを〕受けます、っていう気持ちになれるっていうか。〔…〕うん。やっぱり、日常でね、仕事をしてきた人とか、子どもにワーッて叱ってから来てしまったら、自分の気持ちは、もうどっか行ってるじゃないですか。でも、そうじゃなくて、「今、ここに、私はいるんだ」っていう、何て言うかな、準備運動みたいなものですよね。呼吸整えて……［村上 2017b, 59］。

グループワークへの参加者は、清潔で静かな部屋で呼吸を整えることで、「**今、ここに、私はいるんだ**」と自分の体に自分が住み着いていることを感じる。この言葉は五八頁の『自分なんやんな』と連続している。訪問看護で「自宅」の意味が話題になるときにも、このように自分が自分と和解することを可能にする場所が問われている。

もちろん死にいたるプロセスのなかでは、非常に大きな苦痛に襲われる瞬間があるだろう。苦しむ患者に、家族は寄り添いつづける。できることが少なくなるなかで、よりはっきりと、その人にとって何が大事な快なのかが浮かび上がってくる。あるいは逆に制限が大きいがゆえに、つかの間だけ実現する快に大きな意味が生まれる。小康状態のなかで得られる安息や、好きな果物をすりつぶして食べさせてもらうといった楽しみに、大きな意味が生じる。

Cさんが描く死の楽しさは、場合によっては、極端な苦痛のなかでも見出されるものでもあるはずだ。

3　病院と自宅の対比

病院における快の消去

在宅での医療の構図が明確になってきたので、病院での医療をCさんがどのように見ているのかを確認したい。繰り返すと、Cさんは二〇年ほどのキャリアのほとんどを、病院のさまざまな科で過ごしている。

村上　〔在宅と病院では〕話の感じの内容が違うとおっしゃったのは、どんなふう……。

Cさん 内容というか、声の張りだったり。

村上 あ、そうか。

Cさん 前向きな発言っていうか、楽しいことを話されたり、そういうことなんですけど、はい。やっぱり病院にいるときって痛みに集中するんですよね。だから何もないもんね、病院って。やっぱりベッドでね、壁と天井だし。ずーっといてくれる人もいないし。たぶん刺激もないので。『しゃべることがないのかな』と思って。〔医療者から返事が〕返ってこないからテレビ見るぐらいしかないって。だからある程度重い病気でも『家で過ごしたほうがいいんじゃないかな』とか。〔5〕

自宅に戻った患者の語りの変化は「内容というか、声の張りだったり」である。話の内容も違うが、そもそも身体性が変化する。身体の快が立ちあらわれる。そして話の内容にしても、「前向き」「楽しいこと」という快へ向けてのポジティブなものになる。

これに対し病院では病に関心が集中し、医療器械に閉じ込められる。Cさんは、〔動き回ることも、見回すことも、仕事が終われば帰宅することもできる看護師の視点ではなく〕ベッドに閉じ込められた患者の視点に立って、「壁と天井だし」と描写している。患者の身体は、家では道具を使いこなして生活を楽しむが、病院では処置の対象として縛りつけられている。

病院では「〔医療者から返事が〕返ってこない」というように、対人関係も制限される［野口・井上 2016］。このとき意識が「痛みに集中する」。病院では痛みが単独でクローズアップされ、自分の「生活」が消える。

言いかえると、生活の連関が断たれることと、対人関係が絶たれることで、快の喪失が引き起こされる。「何もない」に快の喪失が表現されている。それに続けて「刺激もない」「しゃべることがないのかな」「(返事が)返ってこない」「テレビ見るぐらいしかない」と、さまざまな不在において快が断たれていることがたたみかけられ、それが文末の「ね」とともに表現されている。

病院の医療器械のネットワークが病に焦点化するとともに、医療者の注意が病気の部位に焦点化し、患者の意識も病に集中する。こうして生活と快と対人関係を欠いた道具連関として病院が提示される。このとき患者は自分の体へと安住しにくいであろう。

病院では患者が同じように見えてくる

患者が自分固有の場を見出しにくいということは、看護師から見たときに「患者がみんな似てくる」ということでもある。

Cさん　内科と外科って、実際そんなには違わないです。

村上　あ、そうなんですか。

Cさん　看護する側とすると。病気の違いはあるんですけど。たしかに治療薬とかお薬とか管理の仕方が違うんですけど。でも、やっぱり全体を見てやるので、一人の患者さんがいろんな病気持ってたりするので。だから…あんまりこう…違和感がないっていうか。

村上　あ、そうなんですか。

Cさん　この病棟に入ってるけども、違う病気も持ってる。そういう人がかなり増えてるんですよ。最近、糖尿だったり高血圧だったりというのを持ってて、手術もしてて、っていうのがあるので。だからあんまり違いがないですね、最近は。

村上　あ、ほとんど。

Cさん　病棟は違うけど。

村上　あ、そうか。

Cさん　いちおう何々病棟って決まってるけど、入ってる患者さんの病気がみんな同じような感じがする。［7］

入院患者の看護は病気ごとに「違うんですけど」、しかし患者全員がいろいろ病気を持っている。「だから…あんまりこう」違いを意識しない。医療に集中したときには患者の個性が消えていくのだ。

病院では患者は匿名化し、患者の姿も看護師の役割も一つに統一されていく。患者は一人ひとりまったく違う人物であるし、そもそも病気も違うのだが、多くの患者が複数の病気を併せ持つとき、医療行為から見ると、多様なはずの患者が「あんまり違いがない」「患者さんの病気がみんな同じような感じがする」となってしまう。さらに、特定の部位にこだわることもなく、「全体」として身体を眺めるとき、患者たちは同じように見えてくる。

このように患者が同じに見えるという感覚は、Cさん独特のものかもしれない。私の経験では、一つの病棟に長く勤める看護師は、一人ひとりの患者の細かい特徴に敏感になっていくように感じる。しかし在宅と病院と俯瞰的に対比したときに感じられるCさんのような視点にも理はある。病はそれぞれ違っても、「いろんな病気」というひとくくりが可能なのだろう。つまり、病一般とその治療に注目する以上、患者が画一化していくような視点のとり方がされている。

Cさんの視点から分かることは、病という身体の生理的側面に集中することで、患者が医療器械の操作対象となり画一化されていくということである。外から客観的に把握されるときには個別性は消える。他方、快適さはそれぞれの人が体の内側から感じるものであり、「今、ここに、私はいる」というその人の個別性を消すことはできない。自由・快・自己性を失うことと、この画一化は関係しているだろう。[★11]

逆側から見ると、看護師の働き方も「さまざまな病に同じような処置をする人」として画一化されていく。つまり病に焦点化され、生活と快への視点が失われることで、患者も看護師も医療処置に関わる匿名の「誰か」となっていくのだ。[★12]

在宅の患者の多様性

病棟で患者が画一化していくと語られた場面からかなり時間が経ってから、今度は在宅での患

者の姿が多様であることが語られた（Cさん自身はおそらく先ほどの語りを意識していない）。★13

Cさん やっぱり、その人によって全然違う。まあ家が違うというのは当たり前やけど。家の環境だったり、その人の性格とか、あと家族の性格、家族のやり方、状況、まったく違いますね、各家で。同じ病気だったとしても全然違うので。どっちかっていうと、それに合わせるっていうのが多いです。やっぱりその人の家だし、その人も普段の生活をしやすいような家をつくってるし、やってきてるので。〔だから〕「これは駄目、こうしなさい」っていうのはあんまり言わないですね。［20］

在宅では「その人によって全然違う」。つまり他の人から区別されて、それぞれの患者が個別化する。訪問看護においては「同じ病気だったとしても全然違う」のだ。この違いは「病」ではなく「普段の生活」に注目するからこそ生じている。環境、性格、生活のつくり、大事にしていること、できることといった人物や生活をめぐるさまざまな違いが、それぞれの患者と家族の多様性を生むであろう。

Cさん やっぱり病棟に長く勤めてたからこそ、いろいろと〔患者の〕違いも分かる。患者さんの具合が全然違うのが見えるので。〔家では〕すごく見た目も楽しいし。いろんな変化があるのも楽しいし。変化っていうのは、家々によってやり方が違うっていうのもあるし。

村上　ああ、そうか。あ。うん。

Cさん　病棟にいたら、だいたい同じ仕事がグルグルグルグル回ってますよね。まあ人は変われど。〔訪問看護では〕行く場所も変わるし。車で行って、いろんな家に行って見れる。変化があったり。ほんでまあ、一人で行っていろいろやってね、わりとちょっと達成感あったり、喜んでもらえたりするので。『ちょっと役に立ってるな』みたいな…ハハッ…感じはあるし。まあ『今まで転々としてきた知識がちょっと役に立ってるな』っていうのもあるし。今までの経験が〔生かせる〕…そのへんが楽しいかな。［25］

さまざまな病棟で勤務したCさんはさまざまな病気に通じているため、「〔患者の〕違いも分かる」。病棟であれば看護師の知識と技術が患者を画一的に扱うことに結びつくが、在宅ではそれぞれの患者の持つ差異を強調することになる。おそらく、医療の規範に合わせて実践を画一化していくのか、まずは患者の生活に合わせて多様化するのかという視点の置き方の違いなのだろう。加えて在宅では「具合が全然違うのが見える」と、病の姿もまた個別化するというのだ。

六二頁の引用では、患者が元気になることが訪問看護の楽しさとして語られたが、この引用では、一軒一軒「いろいろ」異なるという変化ゆえに「楽しい」と語られている。元気さは、その人らしい生活スタイルを確保することによって生まれるから、元気さも多様性と連関する。家ごとの個別性が看護師にとっても快となる。逆に「同じ仕事がグルグルグルグル」回る病棟では快は失われるのである。

さまざまな病棟での勤務経験があるCさんにとって、さまざまな患者を一人でケアする訪問看護は、Cさんが今までに身につけた多様なスキルを統合して「ちょっと達成感」を得られる機会となっている。現場の多様さと、Cさんの経験の多様さが釣り合っているのである。現場の多様さが、Cさんの今までのキャリアを統合する。

『ちょっと役に立ってるな』は今までの多様なキャリアが統合されて、訪問看護師として新たな自己実現ができたということである。患者はやりたいことや楽しいことを実現していくことで、自分へと落ち着く。支援者は経験を統合し、そのつどの難しい状況に応答しうるようになることで、プロとして主体化する。

4 穏やかさの秘密

「家で死ねてよかったね」

ここまで慢性期における在宅医療と看取りの実践には、快適さの確保と自分自身への落ち着きが貫かれていることを見てきた。次の引用は、Cさんがインタビューの前日に経験した看取りの場面である。

Cさん　フフフッ…何だろう…うん…すごいです。亡くならはっても看取っていただいても、すごく落ち着いてられるんですよね。まあ〔前もって〕死ぬ過程っていうのを説明しとくんです。「最後こんなふうになりますよ」って。「呼吸が止まったなと思ったら連絡ください」みたいなとこですけど。すごく冷静ですね、ご家族が。

で、「たぶん止まったと思います」みたいな。行ってみたら、まあ止まってて。「ああ、そうですね」と言って。ほんで瞳孔なり何なり診察してもらったり。先生呼んでって形なんですけどね。なんかすごく家族が穏やかです。まあ本人も穏やかだけど、家族も穏やかですね。「あーよかったね」って、「家で死ねてよかったね」って言って。ついついきのうなんですよ。〔16〕

「落ち着いて」「冷静で」「穏やか」「よかったね」という形容で、死が説明される。死の受容という言葉はしばしば抽象的であり、内実がはっきりしないままに使われることが多いが、ここでは悲しむこともなく穏やかに過ごすという具体的な振る舞いとして表現される。そして「亡くならはっても看取っていただいても」と死者と家族の両方にこの落ち着きは関わる。予測どおりに自然の流れに則るので慌てる必要はない。

この穏やかさは、身体の快を保つ自然さの延長線上にあるだろう。そして「すごく落ち着いてられる」のは、看護師が事前に説明しているからである。

「死ぬのが怖くなくなりました」

先の引用ではCさんから家族へ向けての発話が主だったが、次の引用では、家族からCさんに向けられた言葉が中心となる。★14

Cさん おとといの夜に連絡もらって、見に行って。で、まあきのうの朝にもう亡くなって。夜中三時ぐらいに電話があって「ちょっと意識が落ちてきました」。朝七時半ぐらいかな「止まったみたいです」って〔電話を〕いただいて、行ったんです。〔患者さんは〕一人暮らしの方やったんですけど。

村上 ほおお。

Cさん 娘さんが東京におられて…出てこられて、「まあ看取ります」と。で、看取ってくれはったんですけど。ちょっと最初は呼吸がしにくくて苦しんではったんですけど、まあ意識レベルが落ちてからはもう苦しまなくなって。「すごい穏やかやった」と。で、「だんだんと呼吸が、おっきくなって、ちっちゃくなって、ほんでだんだんと止まっていったんですー」と。「きょう見せてもらったこんな死に方するんやな」というのを目の前で見て、「もう私は死ぬのが怖くなくなりました」って言ってはって、娘さんが。

村上 へー。

Cさん 「私はもう死ぬのが怖くないですわー」と言って、「すごいいい経験させてもらいましたわ」と言ってはって。『ああ、すごい』とか思って。うん、うん、うん。なんかすごくよかったです。〔娘さんに〕「よかったねー」と言って。うん、やっぱり家で死ぬのっていいですね。フフフッ、本来の姿でしょうね。[16]

今度は看取りを行った娘に焦点が当たる。[★15]「本来」の死かどうかの基準は、「よかったねー」という満足である。家族が自宅で看取る覚悟を決めて、臨終に立ち会い、その感想を述べる。Cさんはこの家族の経験のプロセスを見て、在宅での死が「本来の姿」だと感じるのである。

Cさんは家族の目線で語るのだが、Cさんはそこに同化していく。それゆえに、家族のセリフなのかCさん自身の語りなのか区別がつかない仕方で入り組んでいて、誰が語っているのか捕捉しようにも、しにくくなっていく。[★16]

Cさんにとって家族の経験はリアルだったのだが、完全な対話の再現ではなく、家族の視点にCさんが身を置いて語っている。これも家族が得た快が、Cさん自身の実践の快へ連続していく仕方である。看護師と家族との共同性のつくり方を文法が示している。家族の経験を、Cさんが自分の実感として引き受けているのである。

Cさんが描く在宅看取りは、快適さを確保する手伝いを看護師が行うことで、患者が自分自身の場所へと落ち着くプロセスである。あるいは家においておのずと快が生まれ、ともにいる人たちに共有されていく様子である。

訪問看護師は快を生み出す。そのとき患者は「今、ここに、私はいる」と、自分の体が本来落ち着く場所を取り戻す。そして看護師は生活の連続性を支える媒体としての役割を担っており、苦痛を消すことができないときでも、快を確保することで存在を可能にするのである。

＊

Ｉ部のテーマである「快」は、基本的な生存の肯定と自己感の条件であった。次のⅡ部では患者が持つ「願い」を議論する。快と願いは一見すると似ているかもしれないが、ケアを通して別のことが実現されることになる。

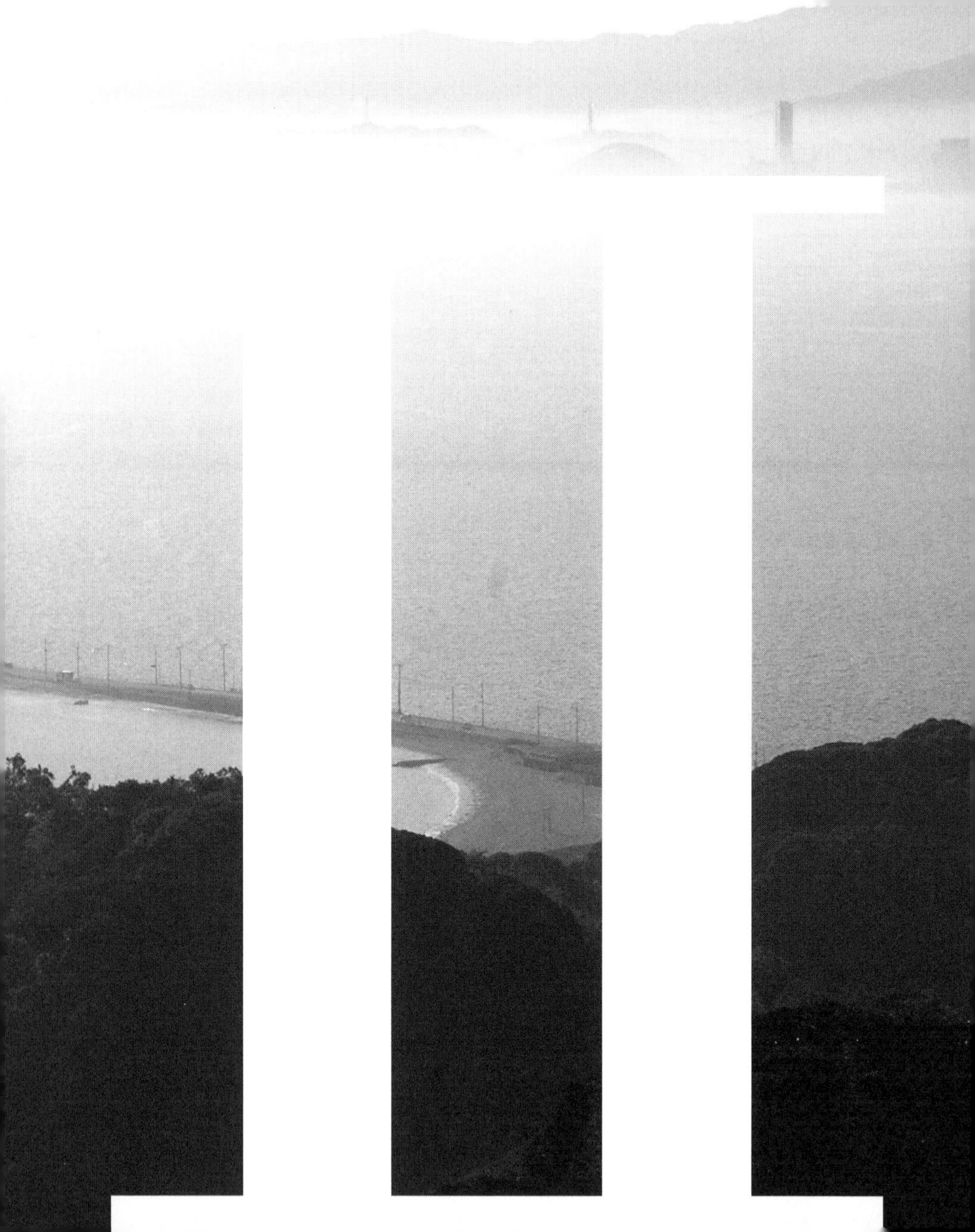

願いと家族

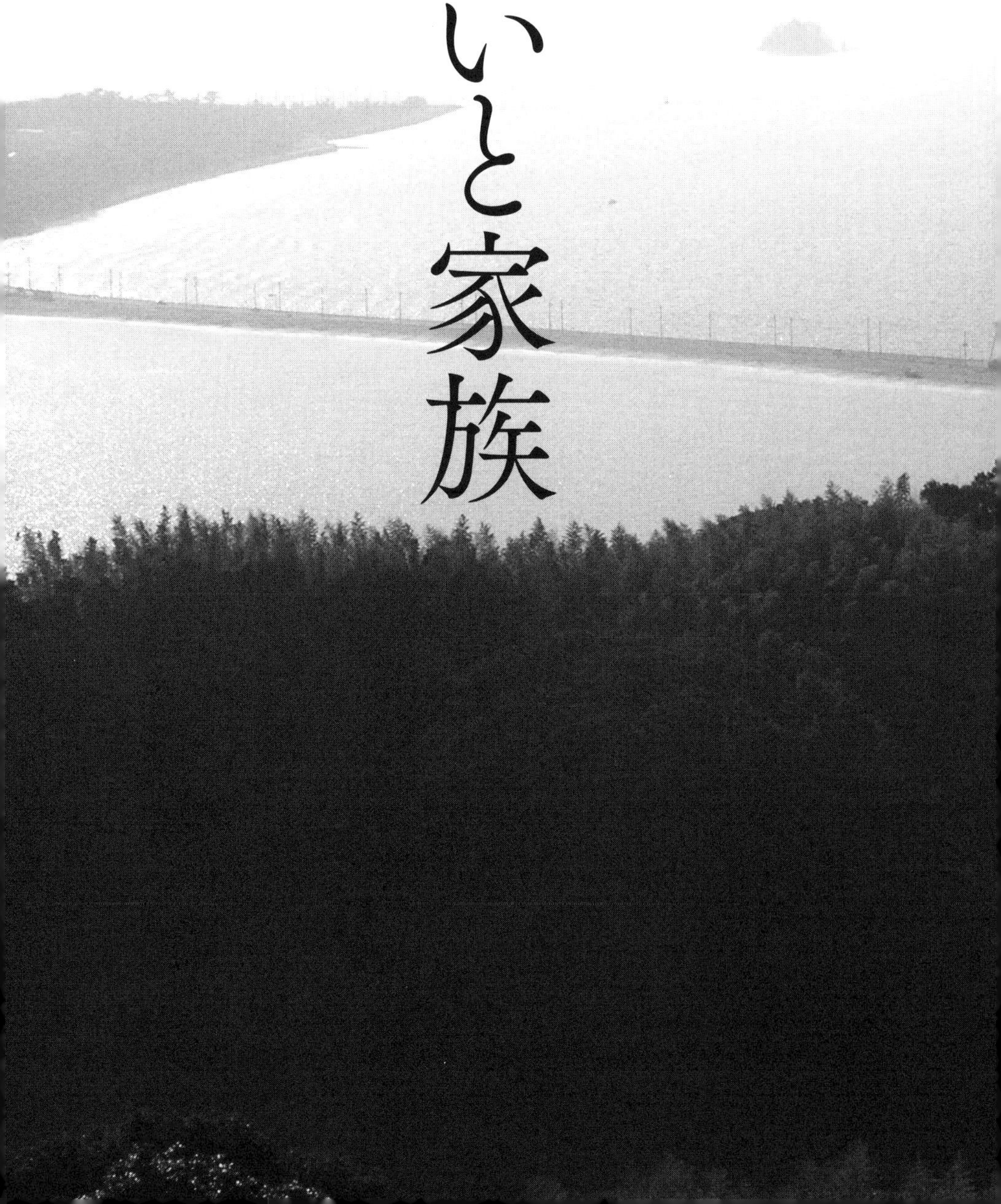

第4章

願いを引き継ぐ看取り

Dさん❶

1 看取りとは、その人らしくなるプロセスである

その人は「どんなふう」に生きてきたのか

ここまでのⅠ部では、「快の実現によって自分の場へと落ち着く」という視点から訪問看護を考えた。この章から始まるⅡ部では、「願いを聞き取り、患者と家族をつなげる」という視点から訪問看護を見ていきたい。患者や家族の願いをすくい取って実現するというのは看護師にもともと備わった役割だが、訪問看護においてはそれがより強調される。

以下は、ある訪問看護ステーションの長を務める看護師Dさんのインタビューの一部である。[★1] このステーションはクリニックに併設されており、一〇名ほどの看護師が勤務する。Ⅰ部では日常生活のなかに病と死を位置づけ、そのなかで楽しさとして看取りが経験されるという流れがあった。以下ではこれまでの流れと大きく異なる看取りが語られるが、快と願望はともに、どんな場合でも追求されている。

Dさんの語りの大きな特徴は、慢性期について語らず、ほぼ終末期だけが話題になることである。このような語りはじつはめずらしい。

Dさん 亡くなる患者さんの、最終……。いつも思うのは、患者さんがどんなふうに今まで生

きてきはって、病気になってからも、どんなふうに病気と向き合ってきて、家族と向き合って〔きたか〕。本当にその人の人生の物語じゃないですけども。それを眠ってはる期間、家族と一緒によく話をするようにはしてるんですね。「どんなお父さんでした？」「どんなお母さんでした？」っていうことを。そういうことを思い出して、私たちに話をしてくれるっていうことで、「そうや、こんなこともあったんや」。〔10〕

在宅において患者が穏やかに眠る場合は、沈黙した患者を囲んで会話が成立する。患者がどんなふうに「生きてきはった」か、そして病へとどんなふうに直面してきたかという人生のプロセスが「物語」として回想される。それによって患者が「どんなお父さん」「どんな母さん」だったかが思い出されていく。

つまり家族による語りを通して、眠る患者はその人らしさを手に入れていく。おそらく看護師がうながすことによって初めて、このような語り合いはスムーズに行われる。死にゆく人を前にした家族は口ごもりがちになるだろうからである。**看護師は会話の触媒**となる。

このときDさんの語りは、「どんなふう」と何度も繰り返される。[★2]「なに（what）」をしたのかではなく「どんなふう（how）」に生きてきたかという副詞的なあり方で、人生は捉えられている。言うならば、結果ではなくプロセスとその質が問われている。看護師が触媒となって生まれる「物語」は、質的な生成として人生を彫琢する。[★3]

そしてこの語り合いという営みは、死につつある患者の身体を媒介としている。患者の身体が支点となって、患者の人生と家族関係が再構築されるのだ。

患者の語りが、家族による回想の手前にある

このような家族による回想は、患者自身の回想と連続している。そして人生の回想が、死の手前の自己決定へと自然に変化していく。

Dさん「こんな人やったんや、こんなふうに生きてきはったんや」って、家族も再度記憶を呼び起こしたりする、そのプロセスがすごい大事かなと思っているので。その人が生きてきてから今にいたる、どんなふうな生き方だったたか。どんなふうにして、何を大事に思ってる人だったたのかとか。そういうことは家族から話を聞いて、〔特に〕最後の数日間は……とは思ってるんですけど……。（無音）

村上 そうですか。今、ご家族と患者さんについて話し合うっておっしゃって。でもその前に、その方がどういうふうに生きてきて、どういうふうに病と向き合ってきたか。

Dさん うん、それは患者さんとちゃんと話をします。

村上 あ、なるほど。それが前提にあって。

Dさん そうですね。あくまでも主役は患者さんだと思っているので。その患者さん自身が、訪問が始まって、退院してきて、在宅になった時点から、そういう話は少しずつ聞いていく

ようにはしてるんですね。

村上　ああ、そうなんですか。

Dさん　うん。最後はもうお話ができなくなるのはもう分かっているので、それまでに「自分が、じゃあ死ぬときはどうしたいか」とかっていうようなことも、患者さんご自身に聞くんです。

村上　そうなんですか。

Dさん　それを家族と一緒に話を聞いて。で、「あ、「こういうふうに終わりたい」って言ってたね」とかっていうふうに。［11］

（1）引用の前半でDさんは、終末期の患者について家族に尋ねる。「こんな人やったんや」「こんなふうに生きて」「どんなふうな生き方」「どんなふうにして」と、家族が患者の過去について「どんなふう（how）」な人だったのか語る。

（2）引用の中ほどでは、患者自身が以前に「じゃあ死ぬときはどうしたいか」とhowを語っていたことへと結びつける。

（3）さらに最後の瞬間に家族は、（1）と（2）を結びつける。つまり家族は、患者自身の希望を思い起こすことで、「あ、「こういうふうに終わりたい」って言ってたね」と（howという動的かつ質的な仕方で）患者の人生全体の物語をさらに紐解いていく。

看取りは、まだ患者が語ることができる時期から、ナラティブの紡ぎ出しとしてすでに準備されているのだ。そして患者の願いと家族の思い出が織りなされることが、看取りのプロセスそのものとなる。

同じことを出来事の時系列で整理しよう。（a）まずは患者が自分の過去と近い将来の死を語り、（b）そして死が近づいたときには家族が「どういう人だったのか」と死にゆく人の回想を語り、（c）家族は患者の希望を叶えようとする。

「その人らしさ」は語り合いによって生まれる

この語り合いを通して患者は「こんな人やったんや」と、その人らしくなっていく。家族が患者の過去を思い起こしつつ、その願いを叶えようとすることは、患者がその人らしさを成就することと一体化するのだ。それゆえに前もって本人へと予後告知を行い、衰弱のプロセスに合わせてそのつど希望を細かく聞き取ることが大事になってくる。

死ぬことは、（**心臓の停止ではなく**）**患者の過去と願いをめぐる患者と家族との語り合いのプロセスそのものであることになる。**そして語り合いのプロセスのなかで「その人らしさ」を彫琢するという意味で、死は自己の固有性をつくり出す。

「あ、「こういうふうに終わりたい」って言ってたね」というセリフでは、患者のセリフが家族のセリフのなかに入れ子状に収まっている。この入れ子の語りの構造が、そのまま看取りの構造を示している。患者が発した願いを軸として、患者の人生が紐解かれていく。

「家族も再度記憶を呼び起こす」。なぜなら死ぬ間際の回想は、患者との語り合いを繰り返す「再度」のものだからである。患者の願いと回想を家族が織り込んで語ることで、亡くなる人の輪郭を紡いでいく。そして死後も家族の語りは続く。そうすることで死者は「死後の生」を得る。死にゆく人の願いを家族が実現することで、「こんな人やったんや」と、死にゆく人はその人らしくなる。もちろん、患者と家族の語りは支援者がうながして聞き取る必要がある。

I部では、快を軸として自分の体に落ち着くことが話題となっていたが、そこでは（看護師によるケアが必要であるとはいえ）体の快と落ち着きが問われたがゆえに、自分だけにとっての自分が問われていた。それに対し、人生と願望の語りを通して実現する「その人らしさ」は、家族との関係として実現するものであり、本質的に対人関係の問題なのだ。

2　願いを引き継ぐための予後告知

衰弱が願望を研ぎ澄ます

死を前にした患者の願望を聞き出すためには、まず患者自身が衰弱を自覚する必要がある。それゆえ、残りの時間についての予後告知が必要になる。「患者からよく話を聞く」という実践のなかには、予後告知も含み込まれているのである。

村上　切り出したときは、どういう感じなんですか。

Dさん　だいたいまず切り出すのが、歩けてたのに、ちょっと歩くのが大変になったかなとか。普通にごはん食べてたのに、なんか最近食欲がないなとか。体の変化が何か出たときが、そのタイミングだと思ってるので。「ごはん食べれへんようになってきたわ」って言わはったら、「ごはん食べれなくなったけど、点滴をするとか、点滴をせずにこのまま自然の流れでするか」っていうことをキーワードにしながら話をしていくんです。トイレに行けてた人がおむつになって、「でもおむつは……人に……家族に替えてもらうのは嫌や」っていうような話から、はい。〔13〕

何か動作ができなくなる瞬間とは、衰弱に直面する瞬間でもある。衰弱して「できなくなる」不可能性が切迫したことで、では「どうしたいか」という願望が生まれる。

終末期にどのような生活を望むのか、「おむつは……人に……家族に替えてもらうのは嫌や」と患者が細かく自己決定していく。死を前にして細かく願望が確認されていく。この確認を通して、どんな生き方を大事にする人なのか、患者のその人らしさが明らかになっていくであろう。

ところで、おむつを誰に替えてもらうかという希望は、決して「将来の夢」というような意味での希望ではない。「将来の夢」は達成したいと思う未来についての空想である。これに対しおむつを替えてもらう相手の選択は、今までの自分の経験から導き出された感覚に裏打ちされている。実感として「この人がいい、この人だと嫌」なのである。

精神障害を持つ人たちのセルフヘルプの技法であるWRAP《ラップ》（Wellness Recovery Action Plan：元気回復行動プラン）は「希望」をキーコンセプトにしているが、増川ねてるは希望とは夢や目標ではなく、「胸の裡にあって、僕を力づけたり、ホッとさせたり、イキイキさせてくれるもの」であると書いている［増川・藤田 2016, 114］。このII部で話題になる希望もそのようなものである。「希望」「願い」は、経験したことがない未来を思い描くことではなく、**そこにおいてほっとしたり生き生きとできるような、そういう経験を再発見したり立ち戻ろうとすることである。**希望はあくまで過去の経験に裏打ちされている。

できなくなるときにどうしたいか、という問いかけのなかで、「何を自分が望むのか」「何が自分らしさなのか」と、今までの人生に基づいて自分にとっての価値の根本がさらされていく。衰弱こそが願望を研ぎ澄ます（この「衰弱と願望」の対比は、I部で「苦痛と快」が対比されたのと対照をなす）。死への直面は一回きりのものではなく、「衰弱のプロセスに応じて希望の確認をする」という形で反復されるのだ。

死に方ではなく生き方の自己決定

死についての話を切り出す「タイミング」は、たとえば「最近食欲がない」というように、患者が衰弱を自覚したときに訪れる。死についての話は、胃ろうをするのかしないのか、施設に入るのか自宅にいるのか、というように、自己決定をめぐる二者択一の形で行われることが多いようだ。衰弱の進行にともなって何度も二者択一のタイミングが訪れる。そしてこの細かい自己決定の連鎖が、患者と家族が過去を語り合うプロセスと併行する。プロセスとタイミングが対になって看取りに向けてのリズムをつくっている。

　さらには、この近い未来を見通しつつ生活を選択していく細かい意思決定は、過去のその人の歴史全体に照らした価値観によって影響を受けるとともに、たとえば介護を担当しうるかどうかという意味で家族関係を反映しているであろう。過去と未来が釣り合う形で、現在において意思決定がなされる。この部分は、具体的にどのようにして死が日常のなかへと組み込まれていくのかを示している。単に日常生活のなかで死を迎えるだけでなく、死を日常に位置づけることで、人生と家族の歴史全体が意味を持ち、患者が何をいちばん大事にしていたのかが見つめられるようになるのだ。

「おむつはしたくない」「おうちにおりたい」「そのまま放っといてくれ」「タバコが吸いたい」「エビフライが食べたい」というように、願望は細かく刻まれていく。[★4] できなくなることが多くなるなかで、そのつどの生活をどうしたいか、どうしたらほっとできるかという願望に従った生の決定である。願いを持つことが難しくなるなかで願いを見つけ出す。

　そしてきわめて大事なことは、**終末期の自己決定とは死に方の選択ではなく、生き方のデザインである**ということだ。願望を引き出してその人らしく生きるための予後告知であって、死はむしろ生と願望を浮き上がらせるきっかけなのである。

予後告知がなされなかった事例

意思決定に大きく関わる予後の告知についてDさんがどのように考えているのかを、事例から確認しておきたい。事業を拡大して複数の店舗を経営する四〇代の女性の終末期であり、予後告知が行われなかった事例である。

Dさん その人は「自分がオーナーやから、若い子をたくさん抱えてるから、自分が死ぬんやったら、お店の若い子たちの次の働き先とか、お店をどう処分していくかっていうことを考える責任がある」って私に言わはったんです。それはもちろんそうですよね。でも、その人のお母さんは六〇代なんですけど、「娘に「あなたは死ぬよ」っていうことを絶対言わないでほしい。娘に聞かれても「知りません」って答えてほしい」っていうふうに言われてたので。ほんまにその方が一二月に亡くなったときに……。結局お店の若い子たちのこれからも気にしつつ、自分が頑張って頑張ってやっと新しいお店ができた、そのお店がどうなっていくかっていうことも分からないまま、亡くなっていかはったんですね。

その亡くなるまでの過程でも、「私にそんな責任があることをみんな知ってるのに、私があとどんだけしか生きられないっていうことを誰も教えてくれない」〔と言われた〕。まあそれはお母さんがストップかけてるっていうことは本人は知らなかったので、大学〔病院〕の先生もY先生も私も、「分からないです」としか言えなかったんですけど。

でも、その人の立場に立ったらそうですよね。自分でやっとつくったお店を、自分が死ぬんやったら、「もうつぶす」とか、「いや、この子に継いでほしいとか」っていう思いがいっぱいあるっていうのは、いっぱい聞いてたのに……。結局その人自身、お店の整理も何もできないまま、おうちで亡くなっていかはったんですけど。

で、あとのことはもう、その人のお母さんが、「私がなんとかする」って。『なんとかできるのかよ』って思ったけど、「なんとかするから、もう娘には言わないで」って言わはって。結局もう、無念のまま亡くなっていかはったんですけどね。〔18〕

もし病気にならなかったとしたら、患者には事業の未来があった。そしてもし予後告知を受けたとしたら、自身の願いに沿って事業を精算することができた。つまり患者には自分の残りの人生をしっかりとつくるチャンスがあった。これまで事業を拡大してきた努力の積み重ねを踏まえて、願ったとおりに仕事を整理するという仕方で、その人らしい最後をつくるチャンスがあった。「その人の立場に」立って望みを叶えることがケアになるはずだが、母親が予後告知に反対したため、それが実現できなかった。告知をしなかったがゆえに、その人らしく人生を完結させる道が閉ざされている。

死から目を背けているときには「もしかしたら奇跡が起きて病が治るかも」と思うだろう。しかしこれは実現不可能な可能世界である。奇跡を選択肢としたままでは決断することができない。これに対して死を自覚したうえでの決断においては、「お店をたたむのか誰かに引き継ぐのか」というように、実現可能な二つの願いのなかから選び取る。そうすることで、患者は生をみずから形づくることができる。

つまり「奇跡」という偽の選択肢から、真の二者択一へと意識の向きを変えさせる、それが予後告知である。

願いを引き継げなかったら

先の引用の直後で母親は「あの子の心が折れてしまう」［19］と語っているのだが、実際には、母親のほうが患者の死に直面できていないがゆえに予後告知が実現しなかったように見える。少なくとも母親は、「あの子はこうすることを望んでいた」というように娘の望みを引き継ぐことができていない。娘の望みと回想を踏まえて娘の最後を形づくるという、看取りのプロセスができなくなっている。

体が衰弱したときには、一人では、願いを叶えてその人らしく死ぬのは難しい。周囲の人が願いを聞き取って語り合い、叶えようとすることで初めて、その人らしく人生を終えることが可能になる。このプロセスは、願いを引き継ぐという仕方で家族をつなぎ直すことでもある。それゆえ看取りがうまくいかないときには、潜在していた家族間の葛藤もあらわになるのだろう。

この事例では、自分の望みを叶えることができず「無念のまま亡くなって」いる。「無念」とは「願望」の断念ということであり、今まで描いてきた「その人らしくなるプロセスとしての看取り」が作動しなかったことをよく示している。予後告知は、人生の蓄積を踏まえたうえでの最後の願いを聞き取るための条件となっている。

そしてここでの願いは、経営者というような社会的な存在としての自分自身の成就に関わる（対照的に、I部で快適さのなかでの自分自身への落ち着きが問われたときには、社会とは無関係な身体感覚上の自己感が話題だった）。この事例では、社会的な他者（ここでは従業員）へと願いが投げられかけている。願いそのものは患者の内発的な生の流れだが、「お店の若い子たち」という他者へ向けての願いであり、願いを叶えることも家族や医療者との共同作業である。

死を間際にした願いは、社会的な自己と他者の水準に関わるようだ。[★5]本章での願いはその人らしさという（どちらかというと外から見た）イメージに関わったが、次章での願いはもっと内発的な何かを実現していくことになる。

第5章

願いと力

Eさん

「私、何もできない」――実母の看取り体験

願いをめぐる語りを通して患者と家族はつながり直し、それとともに患者は自分らしさを再創造する。前章ではそのプロセスを描いた。この章では、願いが別の働き方をする場面を描いていきたい。

Eさんは二〇一〇年に大学院を終了し、二〇一二年に在宅看護専門看護師制度が定まると同時に認定を受けている。Eさんの語りは新人時代に経験した実母の看取りから始まった。病棟に勤務しはじめた頃に母親のがんが見つかり、Eさんは母の看護に専念するために退職する。この経験が決定的な意味を持つようになる。

Eさん そのなかで気づいてしまったことは、私、病棟で業務はできるんです。オペ後の…手術後の人の体温を測り、『あ、なんかこれ異常が起きてるぞ』とかって分かるんだけど、それ以外のことができないことに気づいてしまって。それ以外というのは、〔患者さんは〕暮らすためにすごく不安だし、すごくだるいし、〔でも看護師は〕薬とか処方をすることもできないし。『私、何もできないな』って気づいてしまって。で、ちょっと病棟でこれから先やってく自信もなくなり、『ああ、うーん』と思って。……まあ母を看取るんですけど、その後に思い切って今度、暮らしを支える訪問看護に飛び込んでみたんです。飛び込んでみて、『自分の愛情を傾ける人たちっていうか、自分にとって大事な人たちを

支えるって、本当に病院の看護だけじゃできないんだ』ってことに気づいて。訪問看護をやってそれがよく分かったんですね。『ああ、こういうふうに家族は戸惑い、苦しみ、そして本人は戸惑いながらも力を発揮していくんだな』ってことにすごく気づかされて。私たちのやってる支援って、すごく小さい…大事だけどすごく小さいなってことにも気づいて。［1］

Eさんは看護師として就職するやいなや、母親の病に直面した。母親の看病をするなかで『私、何もできないな』って気づいてしまって」いる。病棟における看護の技術が「看護」に結びつかないという無力さの感覚。これが第一の気づきである。業務「以外のこと」のなかに、じつは本当の看護はあるのだ。「大事な人たちを支える」ことが「病院の看護」では及ばない。

それゆえ、母親の死のあとに「暮らしを支える」訪問看護に転職する。そこで病棟で抱いていた無力感が、「『病院の看護だけじゃできないんだ』ってことに気づいて」と、確信に変わる。暮らしのなかで患者が感じる「不安」「だるい」「戸惑い」「苦しみ」が、看護師が関わるべき事象であるということに気づく。これが第二段階である。

さらに家族と患者は「戸惑いながらも力を発揮していく」ことに「気づく」。これで、新人時代のEさんの気づきは三段階目を迎える。この「力」こそが、語り全体を貫くテーマとなる。

1 「力」を見極める看護

多層の力と時間

まずEさんが語る「力」がどのようなものなのか、見てみよう。

村上 何が患者さんの力なのか、もう一回分からなくなっちゃいました。

Eさん はい。すごい多層ですよね。たとえば、その人の細胞レベルで持ってる力もあるじゃないですか。『この人は今、貧血だから』とか、『今、血小板が低いから』とかっていう力。〔血小板の数値が〕上がってきたっていう力もあって、それもすごく大事。それこそ「こんにちは」と言って消毒して、手袋するかしないかとかも本当は見極めなんです。〔…〕抵抗力っていわれる血小板がびゃーんと下がっていたのが、〔投薬して〕もう三か月経って上がってきてるから、手袋までは要らないとかっていうのも、その力の見極めなんですよ。それこそ、使った手袋を捨てるか捨てないか、とかも力の見極めですし。

もちろん臓器が持ってる力もありますよね。心機能がこれくらいだから座らせられるかどうかっていう見極めも。まあ、そこらへんをアセスメントって言っていいのか分かんないんですけど。もちろんその方の臓器と臓器がいろいろ動き合って保ってる気持ち…安定した精神とか、体温が一定に保たれてるようなシステムとしてのこの方の力もあるし。それと、またさらに他者関係…二者関係ぐらいの…力もありますよね。『奥さんとこの人はこれまでもずっと病気とともに歩んできた。だからこれができそうだ』とかっていうような力もあるし。特におうちの場合は、その地域とか、雇っているヘルパーさんとか、ケアマネジャーとかの力っていうのもあるので、すごい多層ですけど、力って。その見極めがすごい大事なんですよ。一人家族が亡くなるよっていうときも、周り〔支援者〕のチームメンバーによってはすごい大変になるけれど、このチームメンバーだと力が生まれやすいので大丈夫だったり。［7］

Eさんは、「その人」（「この人」「その方」）の力について語る。細胞の持つ力、臓器の持つ力、身体全体のシステムの力、精神の安定、家族の力、利用できる社会的なサービスが持つ力……といったミクロからマクロまでの、そして物質から心や人間関係までの多層かつ多様な力がある（「亡くなるよってときも」力は働くわけだから、必ずしも回復する力とは限らない）。家族の力やサービスの力もまた、その人自身が持つ力の一部なのである。あるいは逆に、世界を貫いているさまざまな力の発現の場の一つが「患者の体」なのだと言ってもよい。訪問看護師は、多層の力の発揮を媒介する人として登場する。

そして力は、時間を含み込む。血小板の値が上がったり下がったりするリズムがあり、「これまでもずっと病気とともに歩んできた」という家族の歴史があり、他の力も含めて時間が経過するなかでの変化や安定が含まれている。こうしてEさんは、多層の力が持つ**さまざまなリズムの交点となる「今ここ」を捕まえる**。[★1]「見極め」という言葉とともに「今」が使われる。見極めという行為の瞬間が「今」というあり方なのだ。

そして細胞の力が話題になる場合であっても、問われているのは単なる自然科学的な因果関係ではない。細胞の力は「手袋するかしないか」というように、どのようなケアをするのがよいのかという実践上の見極めに直結する。臓器の力を把握することは「座らせられるかどうか」という実践上の見極めに直結する。つまり「その人」が持つ多層の力は自然科学的な因果関係を超えるものであり、それぞれ患者の生活の質と、行うべきケアの見極めを要求する。

ところで、力の発見は「座らせられる」「〔家族には〕これができそうだ」という可能性の発見に関わっている。それゆえ「今」持っている**力の見極めは、未来の可能性の見極めでもある**。Eさんは今持っている力を見極めて、「心臓の調子がよくなったから座らせられる」というように、未来になすべきプランを立てている。

せめぎ合う「情報の嵐」を解きほぐす

村上　多層の力があって、それに気づくためには、そういう訓練が……。

Eさん　はい。見ただけでは整理がつかないんですよね。特に家って、入った瞬間に、もう情報の嵐じゃないですか。家族の歴史までバーンと入ってきちゃうので。それを整理つけるっ

てすごい大変だけど、私としてはその〔人と家族が持っている〕力の見極めなんだよって思ってるので。［13］

自宅を訪れた瞬間の「**情報の嵐**」は、**力の見極めの手前にある出発点のカオスである。**ここでEさんが念頭に置いている事例があるので引用してみたい。認知症で寝たきりと診断されて退院した婦人の家を、Eさんが初回訪問する場面である。同居する妹が非協力的であるという情報が入っていた。

（妹は玄関で出迎え、部屋に入ってもずっと付き添っている。家政婦も部屋に入り、見守っている。本人と妹のベッドが隣り合わせで置いてあり、採光もよい）

妹は介護に拒否的と聞いてきたが、家のなかでよい場所へベッドを配置していたり、自分のベッドのすぐそばに本人のベッドを置いたりする様子から、姉を大事にしている印象を受ける。

（Aさんはパジャマを着て、ベッドで布団を口元までかぶっている。入室時に私〔Eさん〕をちらりと見る）

妹さんに挨拶をしてからベッドサイドに行き、Aさんに挨拶をする。

（しっかりと目が合う）

Aさんに話しかけるが反応に乏しく、意図的に看護師から目をそむけている様子が見られる。拒否はないので、全身の様子を見せてもらう。

他者が認識できないレベルの認知機能の低下はなさそうだ。戸惑いの表情や介護者に助けを求める様子もないので、初対面と認知したうえで目をそらしている。私との関係をはかりかねているのか。

（猫が入ってくると、猫を目で追う様子がみられる）

〔Eさん〕「大きくて立派なねこさんですね！（猫に）どうもこんにちは」

A「ミーコ。ミーコっていうのよ」（にっこり笑う）〔佐藤 2018〕

患者と妹のベッドが明るい部屋にくっついて並んでいる様子や、妹と家政婦さんが会話に参加し、そのあいだを猫が横切っていく様子が目に入っている。

家に入った瞬間の「情報の嵐」を読み解いてみると、（1）患者はEさんの話を理解できている、（2）妹とは良好な関係を保っている、（3）妹と家政婦は患者のことを心配している、といったことが見えてくる。患者が持っている力がそこにあるはずだが、この場面ではまだはっきりとは見えていない。この情報の嵐のなかから、どのような力がせめぎ合っているのかを見極めることで、「QOLが高い生活を目指す」ことができるようになる。

違う見方をすると、カオスを整理するための補助線として、力の見極めを用いている。力の見極めとは、情報の嵐のなかに潜在する力を読み取り、現実化することである。

要求する。

本人と話し合う――力の見極め方

ここで述べたように、力の見極めとは情報の嵐を解きほぐすことであり、過去と未来の秩序をつくることでもある。そして、隠れている力を明らかにする見極めは、本人に話しかけることを要求する。

Eさん　力の見極めって、やっぱり本人と話し合わないと分かんないところがいっぱいあるんですよね。そこに注目して本人と話すと、その人がどういう力を持ってるかってすごく分かる。話すというのは、体と話すときもあるんですよ。体にも聞くんです。でも、病気を治す現場だと、やっぱりそこがなかなか重視されないので。訪問では本人と話す…本人の体と話して〔いきます〕。［14］

情報の嵐のなかで力を見極めるためには、力に「注目して」、本人と話し合うことが大事である。本当に認知症があるのか、家族との関係はどうなのか、こういった力は「本人」と話し合ってみると分かる。そして言葉だけではなく「本人の体と話す」ことだという。

たとえば、病棟で寝たきりと思われていた患者の関節の可動域や足の筋肉を調べてみると、患者が座位をとり歩行も可能であることが分かるかもしれない。力を見極めることは単なる観察ではなく、患者や家族に対して何らかの働きかけをしてみて、隠し持っている力を探り出すというプロセスを含む。
「病気を治す〔病院という〕現場」も体に働きかけるはずだが、しかしEさんのなかでは意味が違うようだ。Eさんが「体と話す」のは、単なる病状の把握とは異なるということであろう。「体に聞く」とは、どのように力を蓄えているのか、未来に向けて何ができうるのかを探り、それが実際にどのようにしたらできるのかプランを立てることである。

体に話しかけ、スイッチを押す

在宅では病状の見極めだけでなく、体が持っている力を見つけ、そこに働きかける。寝たきりで口を利かない認知症だと判断されていたこの老婦人も、Eさんが訪れてから大きな変化が起きてくる。

Eさん　たぶんポイントは、その体の関節の柔らかさと、筋肉のつき具合だったと思うんです。そこがちょうど偶然、彼女の**スイッチ**だったというか。本当にあの事例はすごくって、もうそこから一気にわーって話を——「小さいときお父さんが〔足をよくストレッチしなさいと教えてくれた〕」みたいな話を——されたポイントだったんです。［16］

Eさんは「彼女」の「体」に話しかける。まだ見えていない力を探るために、「体」の「スイッチ」を押す。具体的には関節の柔らかさと足の筋力を見極めているのだが、これはじつは筋力だけの問題ではない。**体に語りかけたところ、患者がみずから語りはじめる**。つまり「体への話しかけ」が、本当に言葉の会話になるのだ。

私も参加した研究会でEさんは、そのときの会話を次のように再現していた。Aさんは足に障害があり、子どもの頃から歩行が困難だった。

〔Eさん〕「いいですね。足首がとても柔らかいですね、よく動かしているんですか？」
A「そうそう。お父さんがね、よく動かしてくれたの。学校に行ってからは自分でしっかりやらないといけないよって」
〔Eさん〕「お父さんが動かしてくれたんですね。学校にも通ったのですね」
A「自分でね、電車に乗って歩いていったのよ。一日も休まなかった」［佐藤 2018］

この語りに続けてAさんは、幼少時から（身体障害を持つなかで）お父さんに大事に育てられてセルフケアの必要性を学んできたという成育歴に由来する力と、入院中も看護師に内緒で体操をしていたというセルフケアの力とを語りはじめた。つまり患者が持つ多層な力が、関節の動きを調べることをきっかけとして明らかになっている。**多層な力が折り重なっているポイントを探り当てる点は、Eさんの実践に一貫している**。

ここで見極められた力は、生育歴にせよ、病棟で続けられていたセルフケアにせよ、過去の時間を含み込んだものだ。このいくつかの「過去」の文脈を踏まえて、ケアプランという「未来」が構想されている。関節に触れたことで、父親から大事に育てられた過去と、そして家族がAさんをケアする技術を身につける未来をつないでいく。これがEさんがこの事例で行ったことである。患者が自分を大事にする力と家族が患者を支える力とが、変化の触媒となるEさんによってつなぎとめられて、具体化していくのだ。

そして多層の力が交差するポイントにうまく看護師がアプローチできたときには、回復に向けた「彼女のスイッチ」が入る。スイッチが入るとき、「彼女」がEさんに対して積極的に話をしはじめ、トイレに歩けるほどまでに回復することになる（入院中はひと言も話さなかったがゆえに、看護師たちから認知症だと誤解されていた）。

訪問看護では、長期にわたってしだいに衰弱し、最終的には亡くなる人の看護であることが多いと感じていた。だから高齢者の訪問看護において、積極的に回復を論じられることは私にとって驚きだった。抗いえない衰弱のプロセスのなかで、「力と回復」をEさんは語るのである。これをEさんは「よくなってあげたいというパワー」[26]というように、患者自身が持つ（家族への気づかいを含んだ）力として読み込むのだ。

願いを引き出す技術

さて、力のスイッチを探すことは、患者が持つ願いを引き出すことへとつながっていく。ここまで力を見極めることを考えてきたが、じつはそのことが、「患者自身はどうしたいのか？」という願いを見極めることを可能にする。

Eさん　初回は私は必ず、触ったり座ったりっていうことをするんですよ。
村上　座ったりっていうのは、その患者さんを座らせたり。
Eさん　はい。座らせたり……病状が許せば座っちゃうんですよね。そうすると、けっこういろんなことが起きますよ。「ええ!?　起きて座ってる！」とか家族が言う。びっくりしたりとか。よく「患者さんがどうしたいか聞きましょう」って言うんですけど、寝たきりで自分で体も動かせなくなって、それで家に帰ってきて、こんな〔寝たきりに〕なってる人に「どうしたいですか？」って言っても出てこないことが多くて。〔17〕

「どうしたいですか？」と患者の願いを聞き出すことは、看護、とりわけ在宅においてしばしば強調されることである。しかし、そのような力を持っていることを当の本人が自覚していないと、願いを持つことはできない。この引用での私の問いかけは、「患者さんを座らせたり」と、Eさんを主語に置いたものだったが、Eさんは一貫して「〔本人が〕座っちゃう」と、「本人」の動作として語っている。本人が自分で力を発揮することが問題なのだ（さらにはEさんは「患者」という一般化を、意識せずに避けている）。

自分でトイレに行きたいと願うことは、トイレに行く力を潜在的に持っているということである。引用の場面のように、どのような願いを持つのかは、そのつど発揮できる力に応じて変わる。それゆえ願いは漫然と明らかになるものではない。

どのような力を持っているのか、患者は自力では分からないことがある。看護師が聞いてみることが必要だし、さらにはこの引用のように、できないと思われていたことを試してみることも必要である。本人と話し合うことは、このように積極的に働きかけて、「じつはできること」を取り出そうとする技術である。

心機能という身体的な力を見極めることで、座ってもらうことができるようになる。そして座れるという力の発見が、さらなる回復への推進力を生む「スイッチ」となる。寝たきりの人の体を起こすとき、今まで諦めていた「一人でトイレに行きたい」といった願いがふたたび作動しはじめるからだ。回復は、「力」と「願い」の発見から生じる。患者が持っている力がかいま見させる未来の地平があり、そのうえで願いが開く具体的な未来が折り重なる。

願いの探索は、（たとえ死を間近に控えたときであっても）患者が持っている力を発見することを前提としている。願いを発見すること、そして力の発現が妨げられているときには障害を取り除くことが看護師の役割であるということだ。

2　もったいない

力のサインに気づいて次のプランをつくる

逆に言うと、力がうまく発揮できていないところを改善するのが看護師の役割である。うまくいかないことにはいくつかの理由がある。おそらく「願い」と「力」は、気づくことが難しいものなのだろう。見つけることの難しさとともに、そもそも患者が願いを持つことの難しさがある。

さらに言うと、先ほどまでは看護師が力を発見するように語られていたが、実際にはこの見極めは、看護師単独の実践ではないとEさんは考えているようだ。

Eさん　話してて気がついたのは、患者さんの力を全然私たちが大きくしてるわけじゃない。この関係のなかで、なんか〔患者自身が〕見つけてくれた感じで。

村上　しかも、患者さん**が**、気づくことでもある。

Eさん　……〔そういう〕ことも。患者さん**から**すごい……。これ本当に共同作業だと思ってるので、患者さんが気づいてくださることは本当に多くって。気づいて、一生懸命投げてくれるんですよね。で、それに私たちが気づかないこともいっぱいあって、一生懸命**投げてく**

れてるのに気づかなくて。

たとえば、「ああしたい」って言ってたのに……。たとえば「外に出たい」って言ったのに、「じゃあ今日、外に出よう」って言うと、「やっぱ行かない」って言う。こういうのを繰り返してるときって、全然見極められてないじゃないですか。見極められないから次のいいプラン…この人にとっていいプランが出てこない。専門家としても何もできてない。でも、〔患者さんが〕**なんか投げてたのに**――私がなんかしたっていうより――何を投げてくれてるのか気づく瞬間があると、〔そこが〕ポイントで。そうすると、その人の力とかが分かるんですよね。[18]

「外に出たい」という願望があるということは、患者自身は自分が持っている力に気づいていて、周囲へサインを「投げてくれてる」ということである。たしかに願いと力はつながっている。加えて「サインを出して、それに気づく」という患者と看護師の共同作業なのだ。

しかし「外に出たい」と願うだけではだめであることが、この引用の後半で分かる。願いと力のサインを周囲はキャッチしているが、力を実現するプランが見つけられていない。**患者は自分の力に気づいて願いを持ち、サインとして投げている。それをキャッチした看護師が「いいプラン」をつくることができたときに初めて力が現実化するのだ。**

ところで願いとは、一方で家にいたいとか子どもに迷惑を掛けたくないというような、家族に関わるものである。他方で看護師に向けられたサインという姿をとる。つまり家族関係のなかでの願いを、第三者である看護師へ向けて投げるという重層的な対人関係のなかで初めて願いがクリアに分節される。家族のなかで絡み取られているときには見えない力と願いが、第三者が読み取ることでクリアになる。

力が流れていないポイントを探す

このように、患者の願いは分かっていながら、実現するための方法が分からないことがある。そういうときには別のやり方を探す必要がある。

Eさん　今思ってたのは、特に家族のなかでの力の流れのことだったんですね。たとえば、一生懸命ごはん食べさせてあげようとするんですよ。「ごはん食べて食べて」って、家族が言ってる。だけど本人は、食べたいけれど、もう機能がちょっと落ちてて、この〔食べ物の〕形では食べれないっていうのがあるんだけど。そういう状態。力の流れがうまくいってないですよね。本人はよくなろうっていう気持ちもあるけど、悪いのはここ〔食べ物の形〕だけ。だから違うアプローチをすれば、ものは食べれるんですよ。家族も、「食べさせてあげたい、早くよくなってほしい」って気持ち…気持ちとか能力とか…はあるのに、それが全然本人のためになってなくて。私の今のイメージは、「力の流れがうまくいってない」です。〔…〕『**もったいないな**』と思っちゃうんですよ。すごく気持ちも傾けて、力も傾けてるけど、うま

くいってないんですよね。〔20-21〕

「早くよくなりたい」「早くよくなってほしい」という患者と家族双方の願いはあり、それを実現するための力もあるはずなのだが、しかし力が流れず停滞している。[★2]

ここでもはっきりEさんは「気持ち」（願望）と「能力」とをつなげている。患者が「食べたい」と願うときには潜在している食べる力を示しているし、家族が「食べて」と願うのも介助できる力を示している。しかし「この〔食べ物の〕形では食べれない」というように、力の発揮を妨げるポイントがある。

ここでEさんは「もったいないな」という言葉を使っている。「もったいない」とは、力があるのに実現するためのアプローチを見つけられていないことに気づいたということだ。逆に言うと、どのようにアプローチして実現できるのか、それがEさんには見えるがゆえに「もったいない」と感じる。

つまり「もったいない」は、そこに介入すれば問題が解決できるという技術的なポイントを示している。「もったいない」は、潜在する力を現在化するべきポイントを自覚することなのだ。看護師の役割とは、うまくいっていないがゆえに「もったいない」ポイントで力を見つけて、それを実現する「アプローチ」を見つけることである。「もったいない」はEさんのセンサーが作動したときに発せられる言葉なのだ。

イメージの食い違い——技法としての「もったいない」の成立過程

あるいは家族間の「イメージが違うがゆえに行動が違くなる」[21] 場合がある。Eさんはふたたび自身の母親の看取りの場面を振り返る。ただし今度は、家族のあいだの葛藤が話題となった。「もったいない」ということの意味が、ここでより詳しく分かってくる。

Eさん　私の母が亡くなるときってすごく大変で……。五〇代だったんですね。だから家族にとっては予想外のことで。もちろん夫である父にとっても予想外のことで。もう本当にみんなで、きょうだいで苦しみながら、家族で苦しみながら、看取るぞっていう直前になって、父が——母はクリスチャンなんですけど——「葬式は仏式でやる」って言いはじめたんですね。そしたらもう家族の仲が荒れちゃって。兄はもう「縁を切る」って言いはじめて、父と。「ずっとクリスチャンで来たのに、死んだら仏式で葬式をやるなんて、なんてひどいんだ」って、怒っちゃったんです。

そのときは、もうだから本当、混乱ですよね。でも、そこに牧師先生がちょうど遊びに来てくださって、父と話をしたら、父がなんでそれを言ったのかってことが分かったんですね。亡くなったあとに母と一緒にいられないかもしれない。「キリスト教式に葬式をしてしまうと、あの世で別れ離れになっちゃうんじゃないかって思ったから、仏式でやってほしい」と言ったことが分かって。そのとき何となく直感的に思ったのは、すごくやっぱり『もったいない』って。そのときはもったいないと思わなかったけど、『ばかだな』と思ったたっていうか。

[23]

母を大切に思う気持ちは父と兄に共通するが、その気持ちを具体化するイメージが食い違っている。ここでは牧師という第三者が家族のイメージの食い違いをうまく見極めて介入する。家族間の願いを叶えるための力は、第三者が入って人間関係が重層化したときに初めて整理される。「患者と家族のあいだの力の食い違いを第三者が見つけ出して、力が流れるようにする」という構図は、現在のEさんの実践と同じである。力の見極めとは、強度の見極めだけでなく方向の見極めでもある。

Eさんは一度「もったいない」と言いかけて、「もったいない」ではなく「ばかだな」と言いかえている。当時はまだどうしたらいさかいを解決できるのか、アプローチの仕方が分からなかったがゆえに、「もったいない」とは感じることができなかったのだ。つまり「もったいない」には、これから状況を改善できるという看護師のスキルが含まれている。

Eさん だから気持ちは一緒なんですよね。彼女を愛してるって気持ちは二人とも一緒なのに…フフ…危うく一家離散みたいな感じになっちゃうのを経験したこともあって。反対に見えることが決して反対ではないからこそ、見極めとか〔が重要〕。

そのときは『**信じる**ってこともすごい大事だ』と思ったんです。『そんなわけないだろ』って思ってたんです、やっぱり。『父が、母のこと大事に思ってないこともないだろうし、きょうだいが母のこと、父のことを大事に思ってないこともないから、こんないがみ合うのはおかしいから、信じたいな』って。

だんだんそのあとナースとしての経験積んでくなかで、『**信じるだけじゃ駄目なんだ**』と思ったので、**見極め**というふうになっていったんです。本当にそういう家族を見ると『**もったいない**』と思うので。〔23〕

力をかける方向が食い違うときに、若かったEさんは「ばかだな」と感じ、それでも家族を「信じる」のだが、今では「もったいない」と感じて、力を見極めようとする。「ばかだな」が「もったいない」に変化し、力を「信じる」ことが「見極める」へと進化している。

「信じる」とは力が潜在していることを信じることであり、「見極める」は潜在する力を現実化する方法を見極めることなのだ。「ばかだな」は単なる失敗への気づきにとどまるが、「もったいない」は、現実化ができる未来への見通しを持つ。

つまり、Eさんが技術を獲得したからこそ「もったいない」と感じることができた。この技術を獲得する前の新人看護師時代は「ばかだな」と思っただけで、みずからプランを立てることには結びつかなかったのだ。

3 力の見極めができなかったときと、できたとき

インタビューの最後にEさんは長い事例を二つ語った。一つめの事例は、新人時代に経験した出来事を、何年もあとになって思い出す場面である。この事例を通して、力を見極めることができなかった場合に生じる深刻な意味と、専門看護師の役割がはっきりする。

「大丈夫?」の後悔

Eさん 脳にがんができたときに、すごい吐き気が出るときがあるんです。お薬でなかなか制御ができない吐き気で、本当に「うーっ」て一日中吐いちゃうんですね。その人を病棟ナースだったときに担当してて。

夜中に、その方に付き添ってる娘さんからナースコールで呼ばれて、「苦しそうなんで、時間が経ったので吐き気止めの薬を入れてください」って言われて、私、吐き気止めの薬を入れたんですね。だけど、それじゃあすぐには治まらないこともいちおう分かってたので、なんかもやもやしたまま、娘さんに「大丈夫ですか?」って声をかけちゃったんですね。そしたら娘さんは「大丈夫です」っておっしゃった……って、ただそれだけの事例なんですけど。

それだけの事例なんですけど、あとでもう、もう何年も経ってから何回も夢に見るようになって。何でしょうね。『なんでその娘さんは、目の前で吐いてる母親の前に…**そこに居れた**んだろう？』って、すごい思うようになって。……分かりますかね。

村上　まだ分かんないです。〔25〕

新人だったEさんは、(1)効かないと分かっている吐き気止めを出し、(2)大丈夫ではないはずの娘に「大丈夫ですか？」と声がけをし、(3)娘が母親に立ち会う力を持っているということに気づいていない。

ずっと忘れていたこの事例を、大学院に進学してから思い出す。当時できていなかった点に気づくとともに、「もう何年も経ってから何回も夢に見る」ほど取り憑かれることになる。新人時代もおそらく自分の実践について「もやもや」してはいたのだが、何を失敗したのかがクリアになったときに、夢に見るほど後悔するのである。

具体的に何か悪いことが起きたわけではないような場面である。インタビューのときには、Eさんが何を悔やんでいるのか私にはよく分からなかった。以下は続く語りである。

Eさん　全然、私も分かんなかったんです。一つは『私、なんて言葉をかけちゃったんだろう？』って。大丈夫なわけないんですよ。母親が目の前で、おえおえ吐いてるんですよね。全然大丈夫じゃなくて。でもそこで「大丈夫ですか？」って聞いた私も相当**ばか者**だし「大丈夫です」と答えた娘さんは『どんな気分だったのかな？』って思ったりしてて。もうそこで、ずっと付き添うという決断をされた彼女の、そのパワーにも正直、圧倒…圧倒されているんですよ。それだけなんです。それだけなんですけど、今だったらたぶん『そういう状況でも**そこに居られる娘さんの力**を、どこに生かしてあげたらよかったのか』って考えるだろうと思うんです。だから私は、たぶん「大丈夫？」とは聞かないと思うんですよね。それだけなんですけど、すっごく印象に残ってる状況で。

村上　まだ分からないです。なぜ、夢に見るほどまでなのか。

Eさん　なんか、何も分かってなかったことに気づいちゃったからですよね、きっと。その場にいる家族が、どれだけしんどいかってことも分からなかったし、大丈夫じゃないってことも気づいてなかったし、そしてその場にいられる**彼女の強さとか、力とか、信念とか**にも気づいてなかったんですよ、私。勉強だけじゃないんだと思うんですけど、大学院に入って勉強していくなかで気づいちゃったんですね。『なんてとんまなんだろう、私』みたいな感じで気づいちゃったら……。夢で本当にそうやって何回も追いかけられるぐらい、思い出し、の事例になっちゃったんです。〔25〕

大丈夫ではないのに「大丈夫ですか？」と尋ねる声がけは、何を意味するのだろうか。家族介護者はおそらく医療者によって努力を肯定されることによって支えられる。Eさんは「そこに居られる」ことを肯定するべきだったのではないか。

家族介護者が、苦しむ患者に立ち会いつづけるのはよくあることだろう。私自身、呼吸の苦しい家族に一晩中立ち会いつづけたときには時間が止まったようでもあり、一瞬のうちに夜が明けたようでもあった。極度の吐き気、コントロールできない痛み、呼吸困難、これらに何時間もなすすべもなく付き添いつづけるとき、何もできないとしてもそばにいることそのものに大きな意味があるだろうが、同時に家族の側には立ち会いつづける覚悟と力が必要だ。

そのとき、医療者がそばにいることの意味を強く伝えてくれたことは大きな支えとなった。今のEさんであれば、娘の力に気づいたうえで「どこに生かしてあげたらよかったのか」とアプローチを探すことができる。

娘が持つ力は母親に向けられた対人の力であり、看護師の役割はそれを支えることであったはずだ。看護師は家族が力を発揮するときの媒介となることができるはずだが、このときのEさんにはそれができなかった。

力とスイッチに気づけなかった

娘が母に立ち会いつづける「パワーに圧倒されている」と言いつつ、「何も分かってなかったことに気づいちゃった」ともEさんは語っている。一見すると矛盾であるが、新人時代には潜在的に圧倒されていたのに、そのことに気づいていなかったということなのだろう。「もやもや」は感じていたが、「強さとか、力とか、信念とか」とは、まだ分節されていなかったのである。

あとからこの「もやもや」がクリアに分節されて、本当はすべきだったケアに気づいたため、繰り返し見る悪夢になっている。

先ほどは母親の葬式をめぐっていがみ合っているときに「ばかだな」と感じ、今回は大丈夫ではない家族に「大丈夫ですか?」と尋ねた自分自身に、「ばか者」と言っている。患者が力を発揮できていないときに「もったいない」と感じるのだが、力とスイッチに気づけない看護師は「ばか」なのだ。いずれにしても患者が持つ力が、流れたり、せき止められたりすることがEさんを触発し、実践へとうながしている。

Eさんは、看護師としての能力が高まり、実践の構えが変化するとともに、過去の実践の意味を書き換えている。実践のスタイルを更新したことで、忘れていた記憶が後悔とともに「取り返しのつかないもの」として蘇るのである。今なら初回の訪問で患者が持つさまざまな力の流れに気づくが、このときには何年も経ってから気づいているのだ。★3

死ぬ力を見極めた事例

「力」とは、回復する力だけではない。死ぬ力でもありうる。この死ぬ力は、見極めの重要性を学ぶきっかけになった数年前の事例において際立っていた。「〔患者に〕問いかけてみた。そしたら、その人が持ってる力がすごい分かったっていう。すごい、すごい、すごい、すごい教えられましたね」[30]という事例である。この事例を考えることで、患者が持っている力が、患者の願いとどのようにつながっているのかがより明瞭に見えてくる。

Eさん　専門看護師になる前の事例なんですけど，やっぱり患者さんから教えてもらうことがたくさんあって。なかなかめずらしいと思うんですけど，一人暮らしの人が，透析をしなきゃいけないのに拒否して，そのまま看取るっていう事例があったんですね。一人暮らしで，料理もつくれないんです…フフフ…もともとしない人で…ハハハ。で，医者が透析を勧めるんだけど，「しない」って言うんですよ。そこで大もめになりまして。

でも，**よくよく聞いていく**と，すごく彼なりに深い事情があって。自分で建てた家なんです。自分の城なんです。で，親を看取ったり，妻を看取ったりした城を，ほんの透析の数時間空けることは許せないんですよ，自分で。「八〇も超えてるし，このまま自分はここで死ぬ」って言うんですね。[28]

一人住まいの家で，透析治療を受けずに苦しみながら一人で死ぬ覚悟をするというのは何かの「力」である。しかしこの「力」が何なのかよく分からないため，Eさんは「よくよく聞いていく」。つまり，**患者に話しかけて「力」の由来を聞き取ろうとする**。そうすると，患者にとって自宅が大きな意味を持っている理由が明らかになっていく。

願いと力は身近な他者に向けられることを先ほど確認したが，この事例では，患者は一人で自宅で死のうとする。しかしこの場合も事情は同じである。「親を看取ったり，妻を看取ったりした城」に一人で居つづけることは、親や妻とのつながりを維持しようという願いであり、親や妻を見守りたいという願いだ。[★4] 患者はじつは一人になりたいのではなく、親や妻とともに居つづけたいのだ。

ここには家にいることで発揮される力、家を志向する力、家族を看取った力、家が生み出す力といった多くの力が折り重なっている。願いとは（未来の夢ではなく）、そこにおいて自分自身が本当に落ち着ける状態を目指すこと、自分らしさを保てる状態を見つけることなのだ。

死ぬまで生きる力

しかし患者がどんどん衰弱するとき、一人で家に居つづけたいと願っても、実際にその力があるのかどうかは、しだいに自明ではなくなる。そのため、力の聞き取りは一回で終わるものではない。

Eさん 正直まだそのとき、そうやって医療を拒否して亡くなる方の看護ってしたことがなくって。看護師として何をすべきなのか、ちょっと見失うとこだったんですけど。でも『これはでもなあ』と思って、けっこう主治医とかの説得したりとか。

彼は結局、家で亡くなるんですけど、彼自身が**持ってる力**を信じたり見極めたりするのがすごく難しくって。なぜなら、本人が最初「家にいたい」「一人でもいい」って言ったって、体はだんだんしんどくなるんですよ。腎不全ってだんだんだるくなってきて、体にお水がたまってきて熱が出たりとかして、しんどくなるんですよね。［28］

ここでは「医療を拒否して」、医療の外に出たとしても成立する看護が話題になっている。病棟時代に、医療業務はできるのに「何もできない」と感じたことへの回答が出される。Eさんは、医療のないところで、患者が力を出す手伝いをしている。

この事例では患者が透析を拒否するがゆえに、医療の外側において「看護師として何をすべきなのか」がまさに問われている。看護師はむしろ、医療の価値とは別の重要な価値を持ち込む役割を担う（それゆえ「主治医とかの説得」をする）。

「彼自身が持ってる力」とは、一人住まいの家で死ぬ力、あるいは同じことだが、家で透析を受けずに一人で生きつづける力である。死ぬ力は、結局のところ、死ぬまで生き抜く力と同じことである。しかし家で死にたいという願望があったとしても、家で一人で死ぬ力をどうやって確かめて現実化できるのかをEさんは思案する。願いを実現するために、力を見極めることが条件となっていることがわかる。

このときEさんが意識しているのは、身体の衰弱という別のリズムだ。最初は一人暮らしでよくても、「体はだんだんしんどくなる」。Eさんは終わりの時間も見極める。最初の願望を最後まで貫徹できるかどうかは分からない。見極めは身体的な「力」の衰弱と、家で死ぬための「力」という二つの力のあいだで起きている。衰弱と死という抵抗に照らしたとき、本当の「力」が見えてくる。それゆえ予後の見極めも重要になる。

死ぬための力は、生物学的なものでもなければ、レジリエンスと呼ばれるようなものでもない。非常に名前が付けにくい「死にいたるまで生きる力」である。初めEさんは多層の力を話題にしたが、最終的に諸力はこの力へと収斂《しゅうれん》するように見える。

信じることと見極めること

先に述べたように、「信じる」とは患者が力を持っていることを看護師が信じることであり、「見極める」とは力の現実化の方法を見極めることである。とすると、両者は対立するのではなく、この事例のように両方必要な場面もある。

Eさん 彼の持ってる**力を生かしながら**……。〔力が生かせなかったら〕信じるって難しいなと思って。『最後しゃべれなくなっちゃったらどうしよう』とか思ってたんです。本当に、『最後どうなっちゃうのかな』って。**私も信じてるけど**、まだ**見極め**…最後どうなるかが、看護師としても初めての経験〔だったので分からなくて〕。腎不全の人を何もしないで看取るなんてないので。そのなかで…何をこう…**体の見極めだけじゃない**なと。〔29〕

一つ前の引用では患者の力をまだ信じていなかったが、この引用では「私も信じてる」。しかし見極めはまだできていない。力の見極めは、最後の見通しと連動している。いつどのような状態になるのかが分からないと、力の発揮のめども立たないからだろう。

『最後どうなっちゃうのかな』という戸惑いは、新人時代に母を看取ったときと同じ「戸惑い」［1］である。初め戸惑っていたEさんは、戸惑いを乗り越えて実践技法を発見する。つまりこれは、未知の状況に直面したEさんが戸惑いから専門看護師へと脱皮する場面なのだ。

衰弱の見極め

次の引用では、ついに死の見通しについても「若干見極め」ができている。

Eさん　最後のほうになって、『どうしよう?』と思ったんですけど。だるくなるなかで、気持ちが変わってないか。それをみんなに分かるようにしなきゃいけないし、聞かなきゃいけないと思ったので、すごいしんどかったんですけど。まだ私も――若くてって言い方はおかしいですけど――経験や確たる自信がないなかでケアしてたので。

死にゆくその本人と話をするようにしてて、若干見極めができてきて、亡くなる時間がなんとなく見えてきたので、「このままだと一人のときに、ぽっくり死んでしまうかもしれないけど、それでもいい?」と聞いたんですね。そしたら本人が「それでいい」って必ず言うんです。もう意識が本当にだんだんもうろうとしてきちゃってて。でも一時間訪問看護をやってれば、ちょっと意識が戻ってきてるときがあるので、そのときに本人と話をすると「それでいい」って言うんです。「それでもいい」じゃない。「それでいい」っておっしゃるんですよ、絶対に。

患者さんって私たちが思ってる以上に、当たり前だけど自分のこと考えてるし、そういう力がある。でも、その力がこの体のなかに――自分のこと一生懸命考えて、一人ぼっちのときに死んじゃうかもしれないとか、でも「それでも自分はいいんだ」とか――一生懸命**考えてる力って、私が今、聞かなければ全然出てこなくて**。それが家族にも伝わらなくて。すごい家族も心配してたんですよ。**体のなかにあるのに出せないパワー**みたいな。〔29〕

患者が持つ多層な力の見極めのなかには、衰弱の見極めもある。「衰弱の見極め」とは、力がなくなっていく見極めである。したがって一般的な「力の見極め」とは逆向きのベクトルであり、患者に残された時間、体のつらさ、というようなことを含む。

これらを通してケアの方向性が定まってくるようだ。亡くなる間際にもこの人のように力が発揮されるのだが、それは衰弱に対抗して家で暮らしつづけるという仕方で発揮される。つまり衰弱と（衰弱のただなかでさえ働く）力とは別物であり、双方の見極めが必要になる。

これらを医療チームの「みんなに分かるように」しないと、患者の願いを叶えることはできない。インタビューでのEさんはあまりチーム医療について語らなかったが、「願い」の成就は、チームでの実践を前提とする。この患者は自宅で一人で死ぬのであるが、これはEさんとのコミュニケーションと、在宅医療チームのサポートによって可能になった。一人で死ぬ看取りも含めて、支えるチームの力がなければ人は主体的に死ねない。

　ここでの「力」とは自分の生死について考える力であり、「体のなかにあるのに出せないパワー」とは、力が潜在していて目に見えないということのメタファーである。この事例の場合では、自分の生死について考える力が隠れている。Eさんにとって看護師とは、患者の願いを引き出すべく問いかけ、諸力を最大化する人のことである。繰り返すと、ここでの願いとは、達成したい夢を空想することではなく、今までの実体験にもとづいて自分がほっとできる場所、生き生きとできる状態を取り戻そうとすることである。そしてこのほっとできる場所とは今は亡き両親や妻といった**近しい他者との関係が確保される場所である**。

*

　先の第4章では、願いを語り合うことを通して「こういうふうにしたい」「こういう最後を迎えたい」というその人らしさが明らかになった。この「その人らしさ」は、自己イメージと、家族からのイメージの編み物でもあった。そして患者自身の自己イメージにも、周囲からどのように見られるかということが織り込まれているはずで、結局問われているのは外から見たイメージとしての「その人らしさ」の形成である。

　この第5章では、願いは人とのつながりをつくり出す力であり、看護師が媒介しなければ患者の力は発揮されないということが明らかになった。[★5] 力の現実化は**内発的な可能性としてのその人**

らしさを成就することである（自分の力について患者自身はイメージを持っていないかもしれない）。**内側から他の人へとつながろうとする力**としての、その人の成就である。そして内発的な力でありながら、訪問看護師による支えがあって初めて可能になる力の最大化でもある。看護師は、患者が持つ力が現実化することを助ける触媒である。

さて、願いの実現はきわめて重要な実践であるが、同時にそれは重い病や障害そして死といった、願いを妨げる条件のもとでのことだ。そもそも訪問看護をその出発点で条件づけている克服不可能な病と死を前にして、看護師が何をなしうるのか。次のⅢ部ではそこを見ていく。

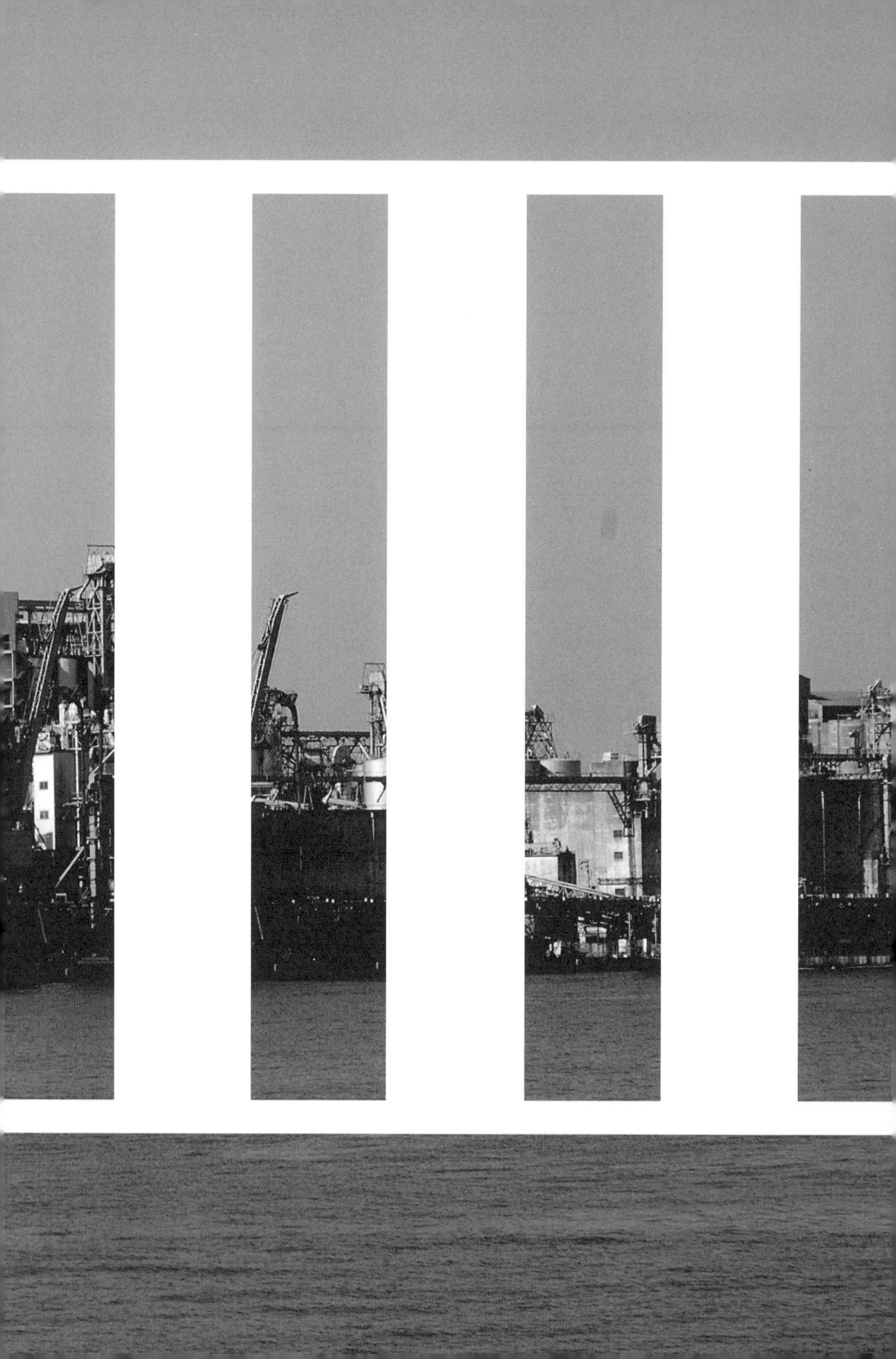

運命について

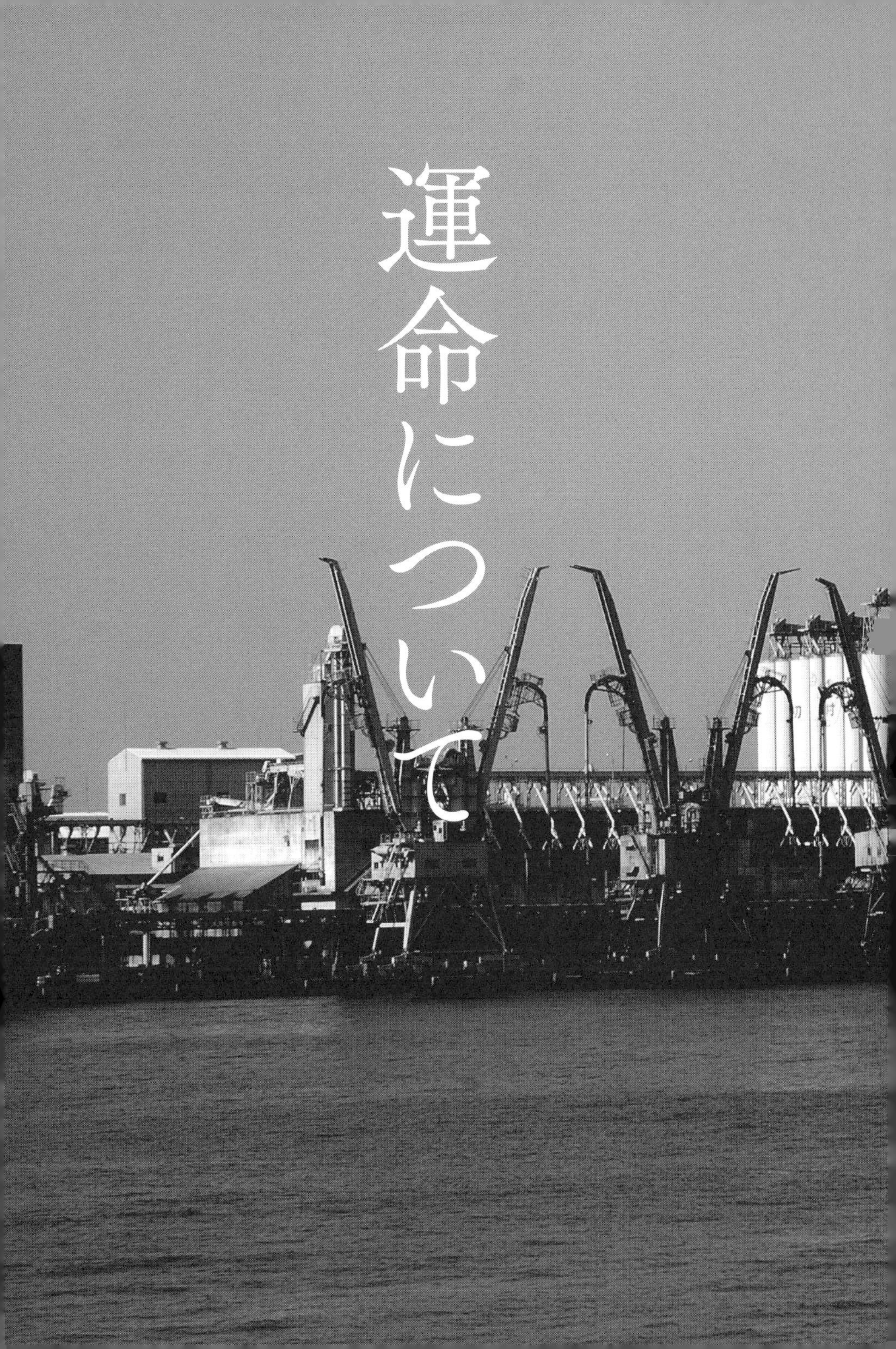

第6章

予後告知と死の覚悟

Aさん❷

1　余命が「分かる」こととお別れ

本書のⅠ部では、快の確保とともに自分自身の身体への落ち着きが話題となった。Ⅱ部は願いと語り合いを通して、対人関係のなかでのその人らしさと、生きていく営みを支えているさまざまな力を現実化していくことが話題となった。このⅢ部では、患者や家族にのしかかる重たい状況に対して、訪問看護師がどのように関わるのかが話題となる。

Ⅲ部のタイトルに用いた「運命」という言葉はインタビューには一度も出てこなかったのだが、そう呼ぶのがいちばんしっくりするので、あえて使いたい。「不条理でもある運命に対してどのように応答しうるのか」という問いが、これから取り上げる看護実践を導いていた。

衰弱のリズムを共有する

Aさんは第1章でも、看取りにおける予後告知の重要性について語った。第4章のDさんも予後告知の重要性を語ったが、それは患者の願いを聞き取るための予後告知である。Aさんの場合は、死という運命へと直面し応答することが焦点となる。

Aさん　終末期プロセス表現っていうのがあって、これは淀キリ〔淀川キリスト教病院〕がつくったものなんです。月単位の変化、日にち単位の変化…あ、ちゃう、月、週、日にちか…それこそね、コメディカルの方でも分かるようなことなんですけど、本人にも分かることなんです。

「一か月前のときと比べて、今日の状態はどうですか」って聞いて、「一か月前とあんま変わりありません」って言われたら、『これから先一か月も、まあ安定してるだろう』って分かるんですね。「一か月前と比べて、もう全然違います。もう歩けなくなったし、食べれなくなったし」って言うと、『もうこの一か月のあいだにがたがたっと悪くなっていくだろうな』ということが分かるの。それは本人とも会話してたら、あ、だんだん衰えてきてるって本人の自覚にもなるし、家族もそういうふうに見るので。

それがどんどん短くなって、週単位、日にち単位ってなっていくと、「本当にもうお別れなんですね」っていうのが家族にも分かりやすく分かるので。検査データとかじゃなくて――まあバイタル〔サイン〕とかもたしかに低下していくんですけど――それをお互いに話しながら、お互いに納得しあっていくというか。「あ、本当にもう亡くなりますね」って、「もうお別れですね」っていうのをするのが、いちばん大事かなと思うんですけど。〔11〕

在宅で老衰やがん患者を看取る場合には、死にゆくプロセスが「分かる」という。死が「分かる」とは、死にいたる衰弱のリズムを理解するということでもある。前半では「がたがたっと悪くなっていくだろうな」「だんだん衰えてきてる」「〔衰弱のスパンが〕どんどん短くなって」と

三つの擬態語でリズムが示されている。[★1]

「だんだん」という一定のスピードで衰えを患者と家族が自覚しはじめると、衰弱のスパンが月・週・日と「どんどん」加速度的に短くなる。近い将来「がたがた」と速度がアップして悪くなることが医療者には予見できる。死が「分かる」とは、最終的には衰弱のリズムを、患者や家族が身をもって感じることなのだ。

つまりどのように死んでいくのかという知は外から看護師によって与えられるとしても、最終的には、患者が自分の体で死が近づいてきたことを感じる。[★2]「自然な死」とは体が持っている衰弱のリズムを患者と家族が共有することであり、それを看護師のケアと知識が補う。

Aさんは「分かる」ことを強調する。予後予測が何を目指しているかと言えば、家族がみんなで死を引き受けることである。まず看護師が「分かり」、次に「コメディカルの方でも分かる」、そして「本人にも分かる」と来て、最後に「家族にも分かりやすく分かる」という順番となっている。「それこそね」と、理解が全員に行きわたることが強調される。みんなが分かったときに家族と本人とのあいだで「お互いに話しながら、お互いに納得しあっていく」と、死の接近が共有される。死そのものが何なのかは分からないとしても、死が近づいていることは分かる。それを踏まえて語り合うことで、患者と家族全体で死の接近を引き受けるのである。

そしてこの「分かる」は、「本人とも会話してたら」「〔家族とも〕お互いに話して」というように、対話のプロセスから成り立つ。

この流れのなかで「お別れ」という行為が成立する。お別れはさよならを言うということでは必ずしもない。「もうお別れですね」と、**別れが近づいているということを共有したうえで語り合うこと、それがお別れという行為となる**。お別れはお互いが死が近づいたことを「分かる」ことで成立するのだから、「分かる」ことがお別れの条件となっている。

逆に言うと「お別れ」とは、死が近いという覚悟だけではなく、もう一歩進んだところにある行為である。みんなが死について分かったうえで、最後に語り合うことによって「お別れ」になる。ここでの「死への存在」(ハイデガー)は、孤独な死への直面のことではなく、死にゆく人と親しい人たちがお別れを語り合うことだというのだ。

病院死と在宅死

こうしてAさんは、在宅での死と病院での死を「理解の有無」から比較する。次の語りは、前の引用の続きである。在宅では「予後が分かる」が、病院では「予後が分からない」のだ。

Aさん　病院では、医者は「〔あとどのくらいか〕分かりません」って言うんですよね、予後を。「神様じゃないので分かりません」とか。それと、わりと長めに言いますね、退院してくるときも。「あと一か月ぐらいだと思います」って。でも退院してきた方、だいたい半分、二週間ぐらいで亡くなることが多くて。「二〜三か月」って言われてても、だいたい一か月ぐらいで亡くなったりすることが多いので、うん。ま、病院だと見えないんですよね、何も。

村上　それはみんな見えない？

Aさん　見えないと思います。うん。いろいろ治療とかをしちゃうので。点滴をしたりとかすると……。今は本当にがんの緩和ケアでも、緩和ケアとして化学療法とか放射線療法なんかもしちゃうので、ちょっと延長したりはするんですよね。

でも家だと、そういう治療をしなくなってきて、自然な経過になっていくと、本当にぴったりぴったりはまっていく。月単位とか週単位、日にち単位になっていくので分かるんですよ。だから言える。一か月前と変化がないときだったら、「この間になんかもうやれることやっときましょうか」とかね、出掛けたりとか、「身辺整理みたいなことをやっときましょうか」ってことも言えるんですけど。

病院ではそれを言ってくださらないので、戸惑われるんですよね。まだまだ生きれると思うし、考えたくもないし、自分が死ぬなんて。だから何も整理できないままごちゃごちゃとなっちゃって、っていうのが多いんですけど。［11-12］

本当に病院の医師が予後を分からないのかどうかは分からないが、[★3] インタビューをお願いした二〇一四年当時のAさんの認識では、病院では「自然な経過」が覆い隠されるので、死がいつ来るのかという知は「神様じゃないので分かりません」と「神様」へと追いやられるという。在宅では人間が「自然な経過」を取り戻すので、もはや神様は必要ない。[★4]

在宅では自然なプロセスで衰弱するので、予後が「分かる」。だから「言う」こともできる。

延命措置を講じる病院では予後が「分からない」ので「言わない」。話さないがゆえに患者は「戸惑う」。さらに患者は「まだまだ生きれる」という幻想を持ち、死を「考えたくない」と逃避するので、無知、戸惑い、幻想、逃避が一緒になっている。いつ死ぬのか分からないがゆえに、死が近いという状況に直面できず、行動がとれなくなっている。

つまり**死を前にして行為をつくり出して、主体的に死に臨むことが病院ではできなくなっていた**。これに対し在宅では、死に向かうプロセスが「分かる」。分かるから「もうお別れなんですね」と覚悟し、「納得」を経て身辺整理のような仕方で行動するのだ。予後告知は、死という乗り越えることができない状況への応答を可能にする。

2　なぜ予後告知が必要か

一〇年前の出来事

今でも家族が予後の告知に反対することは多いようだが、私が出会った訪問看護師たちは例外なく、予後告知を重要視していた。次に見るのは、Aさんがインタビューの後半に語った、予後告知を重視するきっかけとなったインタビューより一〇年ほど前の出来事である。

Aさん たとえばその方、三〇代のスキルスのがんの末期の方でね。もう全然予後の話がされてなくて。本人もすごくいらついて。もう「俺はどうなるねん」みたいな感じで。奥さんも子どももさんもいて、もう奥さんもすごい戸惑われてたんですけど。まあ入院っていうのはほとんどしてなくて、通って化学療法の治療なんかしてて。いよいよもう動けなくなったからっていうので、往診と訪問看護が入ったときには、もう残り二週間ぐらいしかなかったんですよね。

奥さんはもうおろおろするだけやけど。いよいよちょっともうドンと悪くなって、あと一週間ぐらいっていうときに、もう奥さんに思い切って話をしたんですよね。そのときたぶん、初めてプロセス表現の話をしたと思うんです。

そのときも、ここで〔その話を〕やっていいかどうかっていうのはすごいためらったんですけどね。でも、ここで私が言わないと、なんかもう奥さんが、心の準備もできないし。このまま知らされないまま急に亡くなるっていう形をとると、たぶんおかしくなるっていうか……もう鬱とか……『ひどい鬱とかになるんじゃないかな』と思ったら、その奥さんに対する責任みたいなのを感じて。これでその往診の先生に、「おまえはいらんことして」って怒られたとしても『いいわ』と思って、『もうそれよりも目の前のこの人を何とかしないと』と思ったんで、思い切ってその話をして。[34]

昔の出来事であるが、たたみかける緊張した語りで、生き生きと場面が再現されている。予後告知の「話」がなされないまま死が近づいてきた患者とその家族は、「俺はどうなるねん」と自分の病状が「分からない」状態に置かれている。

働き盛りの三〇代で、家族を遺して亡くなるかもしれないという予感もあるなかで、患者は「いらいら」し、奥さんも「すごい戸惑われてた」。つまりどうなるのか分からないがゆえに状況への応答が不可能になっている（病院での死についての語りでも「戸惑う」と言われていた）。

Aさんは「もう」「ドンと」で死が差し迫っている状況の切迫を語る。そして「いよいよ」「おろおろ」と、擬態語で焦りのリズムが表現される。このような切迫した状況に対抗するAさんの行為が予後告知（「プロセス表現の話」）であり、それによって死が近づいているという状況へと、奥さんが主体的に応答することができるようになる。

引用では「ここで私が言わないと」「このまま知らないまま急に亡くなる」「思い切ってその話をして」と、Aさんから「言う」「知らせる」「話をする」という動作が強調される。患者と家族にとっては、受け入れられずに目をそらしているがゆえに、すでに予感してはいるが同時に不意打ちでもある「死」を、能動的に先取りして理解できるものにすることがAさんの積極的な役割である。語り合いがここでは状況へと応答する行為そのものとなっている。

この引用後半で「思い切って」奥さんに話をすると二回語られる。このなかで予後予測を「こ、こでやっていいか〔…〕ためらった」「でも、こ、こで私が言わないと〔…〕奥さんが心の準備もできない」と「でも」で挟んで対立する内容を語る。死が二週間後に迫った「ここで」という逃せないタイミングがあり、しかも主治医の指示を待たずに「ここで」看護師が予後を告げるという緊張もあり、看取りを成功させるためには「ここ」が最後のチャンスでもある。

変化の触媒

「ここで」は、この複数の文脈のせめぎあいを示しており、それゆえに「思い切って」予後を告げることになるのだ。「思い切って」も「ここで」も跳躍のリズムを示しており、これが予後告知に内在する時間である。告知の瞬間を境にしてそれまでの妻の「おろおろ」した「戸惑い」は、看取りへ向けての「覚悟」（次の引用参照）へと転換することになる。あいまいだった状況がクリアになっていく変化と、この変化を生み出す看護実践は、「思い切って」「ここで」告げるタイミングを持つのだ。

Aさん「もうお別れなんですね」って言って、〔奥さんは〕わーって泣かれたんですけど、でもそれを聞いてから、もう次の日からまた訪問したら、よもよも覚悟は決まって、「ちゃんと看取りに向けて準備しようと思います」っていう感じで。〔34〕

予後告知をして状況が「分かった」ことによって、妻も「よもよも覚悟は決まる。どんどん悪化していく夫の病状に立ち会いつづける覚悟を新たにし、「ちゃんと看取りに向けて準備しようと思います」と言う。

このとき看取りは、運命へと応答する能動的実践である。看護師が「分かる」ように説明したことで、「おろおろ」していた妻が潜在的に持っていた力を発揮して、死を覚悟し、「お別れ」という行為を生み出すのである。

Aさんの予後告知によって妻をめぐる状況が一変する。きのうまでの姿とは状況の意味づけが一変している。このような変化を準備するのがAさんであり、このような看護師の機能を**変化の触媒**と呼びたい。看護師による予後告知とサポートゆえに、患者と家族をめぐる状況が変容するのだ。

II部の第5章で患者が持っているさまざまな「内発的な力」を最大化する実践として描かれた訪問看護が、このIII部では困難な状況へ応答するという「外部との関係」で描かれることになる。内的な力の発現は、視点を変えると外的な状況への応答としてあらわれてくる。重い病と死は、そこへと応答することが困難な条件であるが、しかしそれだけになおさら応答を必要とする。

さて、死が不条理な運命として登場しやすいのは若い人の死であろう。次章ではそのような場面で看護師が何をなしうるのかを考えていく。

第7章

若くして死ぬ人と向き合う

Dさん❷

第4章でDさんは、願いを家族が語り合いながら成就する看取りを提示した。しかしDさんの語りでじつは際立ったのは、若年のがん患者の看取りである。これから述べる内容は、I部第2章のBさんが描いた老衰の幸せな看取りとは対照的な苦しい看取りである。人の死にはさまざまな姿があり、幸せな死も受け入れがたい死もどちらも真実である。

1　私のこと忘れんといてね——「分からない」事例その1

写真の女性

第4章で引用したDさんのインタビュー前半の語りでは、患者が願いを語り、それを家族と看護師が実現するプロセスが重視され、そのなかに予後告知が位置づけられていた。ところが予後告知の具体例を私が尋ねてDさんが話しはじめてみると、患者への予後の告知がすでに済んでいる事例が二つ続いた（それゆえ「ちょっと話がずれてましたかね」（一四五頁）と言われる）。

予後を告知するだけでは完結しない看取りが、以下の二つの事例から明らかになる。「衰弱しつつある患者が、みずからの願いを家族と語り合って実現し、その人らしくなっていく」という、第4章で見たDさんの看取りのモデルでは足りなくなるのである。

予後告知の具体例を私が尋ねたこの場面で、Dさんは訪問看護ステーションのミーティング机の背後の本棚に飾ってあった写真を指さした。ベッドに横たわる痩せ細った母親のまわりを子どもたちが取り囲み、みんなよい笑顔で写っている。

村上　〔予後を〕最初に切り出す場面で、印象に残っている方っていうのは、どんな人……。
Dさん　うーん、あの写真の……。
村上　はあ、あの写真の、はい。
Dさん　お母さんなの。全部自分の子どもなんですけど。
村上　ああ、はい。
Dさん　子どもさん…まだちっちゃい子どもさんがいてるので。
村上　あ、そうですね。
Dさん　その人とは、元気に自転車にも乗ってる頃から関わってて。でも「もう、どうしようDさん、トイレに行けなくなっちゃった。もう動けなくなっちゃった」って言ってたときに、「でも家にこの子たちがいてるから、私は入院はできひんから、おむつでもいいから、おうちにおらせてほしい」。若いお母さんたちがちょっと……。（無音）〔14〕

写真がDさんを触発したが、引用の最後で「若いお母さんたちがちょっと……」と言葉を詰まらせる。はっきりとは表現できないような仕方で触発する何かが問題になっている。

「もう、どうしよう」「もう動けなくなっちゃった」の「もう」が、切迫する衰弱の進行を形容している。そのなかで「もう動けなくなっちゃった」という不可能性と、「おうちにおらせてほしい」という願いとが葛藤を生む。衰弱のなかで実現が難しい願いが生じているが、それを実現させるのが訪問看護の実践となる。

この点では「願いの実現」が一貫してテーマになっている。ただしここでは、家にいたいという願いが実現しても、子どもが孤児として遺される。受け入れがたい状況は避けられない。願いを叶えても、事態の根本的な解決にはいたらない。

一緒に母親になってしまう

引用を続ける。文法が混乱しているところに、状況の難しさが顕著にあらわれている。

村上　ああ、それは。

Dさん　うーん…ですね。若い人たちけっこう多いのでなんかこっちも……。あの患者さんの場合、子どものことすら思ってて、私も…もう…なんか看護師というより、一《いち》母親同士の感情になってしまう。いつもいろいろ悩みます。母親の感情に、一緒に母親になってしまって、「子どものことどうしよう」ってすごい悩んでるときに、自分、もう看護師じゃなくなるんですよね。なんかそれはちょっとどうなのかなと。同じ母親同士の感情が、こう、行き来するようになってしまう。ちょっと話が、今、何の話だったか、ちょっと〔予後告知から〕話がずれてましたかね。

村上　でも、今のその方でも続けていただけたら……。

Dさん　だからもうずっとおうちで、おなかは腹水でパンパンだったんですけど、「でも病院には行きたくない」って言って、リビングにお布団敷いて寝て。で、子どもたちがいつもお布団のまわりにいてて。で、「Dさん、お母さん、今しんどいの？」とか、「お母さん、今どうなの？」とかって子どもたちには聞かれるんですけど。「お母さん、しんどいけど頑張ってるよね」っていう話をしながら。なんか…つらかったですね。

あの方はご主人を、私たちが入る三か月前にがんで亡くしてはって、で、その三か月後に自分ががんって分かって。だから自分が死んだら子どもたち育てる人がいないんで、結局施設を…「子どもたちの行き先どうしよう？」っていうことも一緒に何回か相談をして。でも、もう施設に入れるしかないから――今、〔子どもたちは〕施設にいてるんですけど――そういう相談も一緒にしたりとか。「私が生きてたってことを、覚えといてね、忘れんといてね」とか、なんかそんなふうな言葉を言われたりすると……。[15]

第4章でのDさんは患者の希望を聞き取ろうと、能動的に努力していた。ところがこの事例では、患者や家族から答えられない問いを「聞かれる」という受動的なモードになる。

ところで第5章のEさんは〔患者が持つ価値と力に由来する〕未来を見極めたうえで実践を組み立

てていた。しかし困難な状況においては未来は見通せない。そのようなときにまずは苦しむ人とともに立ち会いつづけることの重要性がしばしば言われてきた。作家で精神科医の帚木蓬生《ははきぎほうせい》は、「ネガティブ・ケイパビリティ」という（ビオンの）言葉で、難しい状況に立ち会いつづける力に名前を付けている［帚木 2017］。

さて、この引用前半でのDさんは、「子どものことどうしよう」と語る母親の立場に立って、遺される子どものことを案じる。そのときDさんは支援者としての看護師ではなく「母親同士の感情」になってしまう。対応が難しい場面で、Dさんは医療職として距離をおいて対応するのではなく、患者と同一化し、母親として受動的に巻き込まれた仕方で立ち会いつづける。おそらくこの場面では、距離をとった立ち位置からは母親を支えることはできない。

このどう対応してよいか「分からない」場面で「すごい悩んでるときに」、Dさんは「もう看護師じゃなくなる」。技術を持った専門家ではなく、一個人として状況に応答せざるを得なくなる。状況の難しさは専門性を消し去る。

卓越した看護師が職業的な技術を、テクニックとして「わざとかっこに入れる」ことはときどきある。[★1] しかしこの場面の特徴は、状況の側が専門性を捨てることを強いていることだ。どうしたらよいのか「分からない」状況は、知識による応答を許さないし、職業者という仮面による応答では対応できない。患者が我が子の人生も含めて死の接近に直面するとき、Dさんも巻き込まれつつ、一人の母親であるという人格全体において応答する必要がある。あらかじめ答えがない状況においては支援者の側でもあらゆる文脈、背景が活性化し、新たな答えを探ることになる。[★2]

このとき、状況から距離をおいた冷静な視点は不可能になる。

たとえば古典的な精神分析では、医療者が感情移入することは避けるべきとされている。医療者が自分自身の過去の対人関係を患者に向けて投影することは逆転移と呼ばれ、しばしばネガティブな評価を受ける。しかし看護師が出会う極限の状況においては、そのようなクールな支援が不可能になることがある。

分からないまま引き受ける

こうして、引き受けることができない状況において患者とともに佇むことが、実践の第一段階になっている。たしかに前半では「子どものことどうしよう」という問いかけに対し「母親同士の感情」でともにいることしかできないが、後半では行動が分節されていく。つまりDさんは「一緒に」考えるという応対をする。そして子どもが入る施設について相談していくという具体的な行動を組み立てることになる。Dさんは「分からない」と何度も語ったが、しかし実際には、そのなかで実践が組み立てられていく。

Dさんは「だから、つらくって分からないだけに、そこは、もっと頑張りたいなと思うんです」[16]と語った。どうしたらよいのか分からないことこそが、そのまま「もっと頑張りたいな」という実践の原動力となっている。

どうしたらよいのか分からないことを分からないままに引き受けるという実践がある。「何してんのかな、私?」というような答えのない問いに取り憑かれるなかで、「もっと頑張りたいな」という実践に向けてのベクトルが生じる。つまり困難な状況が切迫するとき、未知の未来をつくり出す実践へと送り返されるのだ。Ⅱ部では願いを叶えるという、はっきりした目的という未来へ向けて歩んでいく実践が話題となった。これに対し今の場面では、「分からない」未来が実践を駆動する。

患者とともに居つづけることは、死という運命に直面する患者の支えになるだろうし、こうして患者は死へ向けて主体化しうる。本書において主体化とは「困難な状況に直面する運動」のことである。同時にDさんもまた、どう応答したらよいのか分からない状況へと応答するという仕方で看護師として主体化していく。

こうして、答えのない状況へ応答することとしての「主体化」が、Ⅲ部のキーワードとなる。訪問看護は、乗り越えがたい状況から目をそらすことができないがゆえに、そのような主体化の場所として際立ってくる。

患者は最後に「私のこと忘れんといてね」という形で自分の存在を他の人の記憶に委ね、こうしてかろうじて願いを叶える。写真が飾られ、インタビューでも語り継がれることで願いを叶える。こうしたことで実現される「その人らしさ」——そう呼ぶことが適切なのかどうかは分からないが——は、ぎりぎりのところで成り立っている。内発的な願いと力の実現と、状況への応答はこうしてつながっている。

ところで、なぜステーションにはこの家族の写真が飾られていたのか。Dさんにはお尋ねしていないが、Dさんたちスタッフにとって意味があるからこそ飾られたのであろう。まさに「覚えといてね、忘れんといてね」という患者の願いと呼応している。

そしてこの事例において、状況への応答の鍵を与えてくれたポイントがあったとしたら、それは母親と子どもたちが相互に案じ合っていたという事実である。この写真にそのことが象徴的に表現されている。少なくともインタビューの状況が変化するきっかけとなったのが写真だった。写真がそこに飾られていることは偶然だが、「願いの重要性」から「状況〈運命〉への直面」へと話題が転換する蝶番《ちょうつがい》となっており、このインタビューの焦点となっている。

2　もうすぐ私死ぬんだよね──「分からない」事例その2

繰り返される「分からない」

インタビューでは引き続き、もう一人若い母親を看取る場面が語られた。この場面でも、難しい状況へといかに直面するのかが話題となる。加えて今回は、切れた対人関係をつなぎ直すという新たなテーマが加わる。

Dさん どう対応していいのかが分からないですよね。「Dさん、私もうすぐ死ぬんだよね」って〔聞かれても〕。年末も、亡くなられた方三〇代だったんですけど、「もうすぐ私死ぬんだよね」って聞かれたときに、「死なない」とは言えないし、それにどう……。「そうだよね」とも言えへんし。そういう、そういう場面の積み重ねが…分からないところが…そんなところがいっぱい…分からないところがありますかね。どう対応していいのか。どう声をかけたらいいのかが分からないです。

村上 でも、何かを、声をかけられるんですよね。

Dさん そうですね。

村上 その方…たとえばその方の場合は。

Dさん 何も言えなかったんです。黙ってしまって。「Dさんが黙ってるっていうことは、そうだっていうことやね」って言われて、それでも黙ってたんです。気の利いたことを言おうとは思わないんですけど、患者さんの心を傷つけたり、よけい苦しみを…私のひと言で苦しみを大きくしたりするんじゃないかなっていうことが分からなくって。怖いし、難しいですね。[16]

ここでも、患者の側からの問いかけに受動的に巻き込まれる形で実践が始まる。「私もうすぐ死ぬんだよね」と尋ねられる場面では、「どう対応していいのかが分からない」。願いを聞き取って患者がどういうふうに生活するのか、という問いは立てようがなくなっている。この場合、沈

黙したまま患者の目の前に立ち会いつづけることしかできなくなる。[★3]

「分からない」を五回繰り返しながら、沈黙したまま対峙しつづけることだけが状況へと応じる行為でありうるような場面である。目の前に居つづけることしかできないが、しかしそうすることだけが意味を持つような場面があるのだろう（第5章で、娘が吐き気に苦しむ母親の看病をする場面も同じである）。

母の死に直面できない子ども

以下は続きの語りである。この事例でも子どもが登場するが、難しさは先ほどとは別の姿をとる。

Dさん　年末にその人が亡くなったときに、三人の子どもさんがいてたんですけど、**どんどん**悪くなっていくのを、冬休みになったから、**ずっと**そばで見てるんですけど、**いつも**笑ってるんです、子どもたちが。いちばん下の子はお母さんのそばで泣いてるんですけど。**いつもいつも**泣いてるんですけど、中学のお姉ちゃんたちはスマホをいじったり、週刊誌読んだり、テレビ見たりして笑ってるんですね。でもお姉ちゃんたちにも、「**もう**お母さん、お正月は迎えられないよ」っていうことは、お父さんの口から話してもらってはいてたんですけど。『なんでこの子たちは**？**』って。お母さんが横でゲーゲー吐いてて、「ちょっと背中さすってあげて」って声をかけたら、「さっきさすってあげたもん」って言って。お母さんが横でまだ吐いてるのに、そう言ってお母さんに近づいてこなくって、『この子たちは、どんな、今、気持ちなんやろう？』と思って。下の子どもはたぶん、自分の感情のままに泣いたり、お母さんにさすったりできるけど、上の子どもたち、たぶん感情が出せないのか…そういう時期なの…そういう年頃なので、自分が悲しんでる姿をお母さんに見せたくなかったのかが分かんないですけど、ほんまに『どうすんの、私？』と思ってましたね。〔16〕

上の二人の子どもたちは死にゆく母に直面できない。自分の思いを表出できないだけでなく、母のそばにいることもできない。「なんで」子どもは母に「近づいてこない」のか、子どもは「どんな」気持ちなのか、という問いが立つ。母の死という運命だけでなく、それを直視できないということが状況となる。重層的な困難が一つの大状況をつくるのだ。それゆえの対応の難しさが「どうすんの、私？」という問いとなってあらわれている。

ここでの状況の解きがたさは、複雑な時間構造として描かれている。「どんどん悪くなって」「お正月は迎えられない」という衰弱のリズムと時間の限定のなかで、Dさんは「今」のお姉ちゃんたちの気持ちを取り出そうとする。しかし「そういう年頃なので」、お姉ちゃんたちは「いつも」笑っている。「いつも」笑うことで「今」の気持ちが覆い隠される。思春期という「年頃」ゆえに「いつも」、「今」の気持ちを回避するのだ。

状況に直面しないということは、直面する「今」の瞬間を持てないということでもある。それゆえ、「この子たちは、どんな、今、気持ちなんやろう?」と、見失われた「今」を発見することがこの場面の課題となる。

変化の触媒として

ここでは「いつも笑ってる」上の子たちに、「いつも泣いてる」下の子が対比されている。下の子は、感情のままに泣くことで母の死に向き合うことに成功している。この対比を鍵として、次のような変化が見られる。

Dさん 結局、亡くなったとき、「Dさん、息してないみたい」って、その方のお父さんから電話があって、行ったときにはもう亡くなってたんですけど。そのときも、その**中学生の子どもたち**は別の部屋にいてて、「お母さんの体、すぐ冷たくなっちゃうよ。お母さんに触ってあげて」って言って、その子たちの手をお母さんのおなかに当てて……。

そうそう、亡くなったときもそんなふうにしてて、「お母さん、冷たくなっちゃうよ」って言って、お母さんのおなかに**三人**の手をこうやって持っていって。で、「お母さん、まだあったかいやん」って言って。「でも、すぐ冷たくなっちゃうんやで」って言って、ずっと触ってて。で、触りながらやっと、その**二人**のお姉ちゃんたちが…**涙**がポロポロポロポロ流れてきてたので『ああ、やっとちょっと泣けたのかな。感情がちょっと出せたのかな。でもその中学生の子どもたちに、私がもうちょっとうまく関われてたら、もうちょっとこの子たち、気持ち吐き出せたり、楽にできたんちゃうかな』とかって思って…それもちょっと分かんないなと思って。なんかそういうことの繰り返しですね。（無音）

村上　うん、それは……。

Dさん　そういうことの繰り返しですね。『何してんのかな、私？』って思うんですけど、ただ、『この仕事は続けたいな』とも思うし…働けなくなるまで。（無音）［17］

患者が亡くなった直後に、子どもたちは状況へと応答する。母の臨終の場面にも中学生の子どもたちは立ち会わなかった。しかしDさんが呼んできて子どもたちの手を遺体のおなかに当てて死を実感させることで、「涙がポロポロポロポロポロ流れてきてた」。

ここでは「二人のお姉ちゃんたちが〔泣いた〕」と言いかけて、「涙が〔…〕流れてきてた」と主語が「お姉ちゃん」から「涙」に入れ替わり、そのために文法の不整合がある。「涙がポロポロポロポロ流れてきてた」のは、子どもの意識的な行為ではなく体の自然な反応である。つまり手を遺体に置くことをきっかけとして、状況がおのずと展開している。Dさんは、子どもたちに対して手と体の側からアプローチして、涙という体の応答を引き出すことに成功している。

子どもの手が母の遺体に置かれるときに状況全体が組み変わる。つまり子どもが親の死に直面することを避けていた場面から、母の死を悼むことで家族の共同性が回復される。

この展開は、三女の感情の発露に合わせる形でなされている。つまり三女の存在が状況の変化を導いている。二人の「お姉ちゃんたち」に加えて、三女も含めた「子どもたち」という共同性を、三女がイニシアティブをとる形で形成しているが、それが文法に反映されている。

まず、二人の「中学生の子どもたち」が別の部屋にいた場面から始まる。次の「その子たちの手をお母さんのおなかに当てて」では、「その子たち」が二人なのか三人なのかはあいまいである。しかし最後に「お母さんのおなかに三人の手を」とはっきり下の子も加わって三人になっている。下の子が姉とともに遺体に触れることが、お姉ちゃんたちの涙を導いている。末っ子は母と姉たちをつなぐ。

おそらく手と遺体の接点が意味を持つということは、変化のその瞬間には気づかれていないであろう。状況全体が変化する瞬間であり、手が遺体に触れる接点は状況の変化を生むスイッチとなるのだが、分析を待って初めて分かるような「変化へのスイッチ」である。ここでのDさんの役割も大きい。Dさんは三女とともにこの**変化の触媒**として巻き込まれながら立ち会うのである。「お母さんの体、すぐ冷たくなっちゃうよ」とDさんは声をかける。この共同の行為が可能になるのは、母親の体が冷えていくまでの一瞬だけである。体が冷たくなってしまったらもう巻き戻せない。今まで息をしていた、そして苦しんでいたかもしれない体が静かになり、しだいに冷たくなっていく。そのほんの短い時間に生じる不可逆的変化を手で感じるという動きのない情景が、母親の死に子どもたちが直面する行為の背景となる。

ここが状況へと直面する「今」の瞬間を発見する場面である。「短い時間」と書いたが、この瞬間は、時間が止まっているように感じられていたかもしれない。語りでは説明されていないのだが、おそらく日常とは異なる時間に感じられる場面であろう。少し前まで部屋でテレビを見ていたような日常のなかに非日常が開かれる。一つ前の引用では、母親が最後の日々に日常へと逃避するがゆえに、子どもの「今」の気持ちは表現されなかった。しかし亡くなったその瞬間に、ぎりぎりで聞き取られるのである。在宅であるがゆえに可能になった看取りの姿であろう。

以上、どうしていいか「分からない」二つの事例に共通するのは、Dさんは患者や家族と「一緒に」考え、行為の難しさに巻き込まれることで、変化が生成しうるための触媒となるということだ。子どもが関わる場合、Dさんは傍観者の位置にとどまることができず、状況に巻き込まれることによって変化の触媒となる。支援者対利用者という非対称の関係ではなく対等の人間関係になり、そばに居つづけることによってかろうじて変化が成就する。

迷いのなかでの実践

インタビューの最後に私は、Dさんにとって「看護をするっていうのは、どういうことなんでしょうか？」とうかがった[20]。そうすると、看取りではなく慢性期に、患者の日常を「横からちょっと手助けする」[21]という答えが返ってきた。インタビューでは看取りが話題の中心で、慢性期の看護はまったく語られなかったので、意外に思って聞き返したのが次の場面である。

村上　今、僕ちょっと意外だったのは、看取りの場面についておっしゃるのかなと思ってたんですけど。

Dさん　看取りの場面…ああそうですね。今聞かれた質問には…その看取りをっていうことではなかったですね、答えが。うーん、なんでふっとそれが出たんでしょうね。ほんまや。ほんまですね。たぶんその看取りのこととか、その…緩和ケアとかについて、自分のなかでうまく「こんなんやん、こんなんですよ」っていう言葉を、まだ持ってないような気がするんです。在宅での緩和ケアとか、患者さんを看取るために…看護師は…そのための看護師ってどんな看護師？っていう、たぶん答えは自分のなかでもまだ持ててないんやろうね。だから一般的な、在宅っていうことに関してしか答えられなかったんと思います。

村上　そうか。その持ってない…答えをお持ちでないっていうのは、先ほどの、たとえば「死ぬの？」って聞かれたときに答えられないっていうこととつながってると。

Dさん　つながってると思いますね。難しさを感じてしまう。だから、おうちに入る前には、「よいしょ！」って言って入るんですけど。

村上　ああ。うん。でも…きっと…答え、ないですよね。

Dさん　答え、ないですよね。うん。答えはないと思います。ただ『私の考え方が偏ってないのかな』とか、『もっと別の視点が、あるんじゃないのかな』とか。答えがないだけに。『私にはこういう傾向があるんじゃないかな』っていうふうには思ったりもするんですけど。本当に答えがないですね。[21-22]

個々の状況への応答の難しさが、看取りの難しさを生み出している。Dさんが「答えは自分のなかでもまだ持ててない」と言うとき、むしろ答えを持てないことこそが看取りの実践であるかのようである。どうしたらよいのか分からないときに、そこに居つづけることだけが実践になるのと同じである。「よいしょ!」というかけ声が、その答えのない場所へと向き合う構えを示している。と同時に、「もっと別の視点」という形で、答えのない実践がさまざまな多様性へと開かれていることも語られている。

答えのなさは実践の探求の原動力ともなる。看護師は、そのつど異なる状況へと応答することとして主体化を実現する。それは、患者の死という差し迫った時間の制限のもとで、しかし予測不可能な未来へと開かれるという形をとるのだろう。

若い患者の死に立ち会うDさんの実践は、「答えが分からないまま」患者へと向き合う困難な実践である。次の章では、やはり困難な場面をもう一つ見ていくが、別の答えが与えられていくことになる。

第8章

人生をやりきった子ども

Fさん

1 ラインを引く

状況が引き受けがたい困難なものとなるのは、看取りにおいてだけではない。本書の最後に、重症心身障害児を中心とした在宅ケアを考えてみる。「自分の家に住む」ということが、状況を引き受けることと密接な関わりを持つことを示していきたい。

Fさんは三〇年弱のキャリアを持つ看護師である。約二〇年前から在宅福祉ケアを経験し、訪問看護師としては八年のキャリアを持つ。七年前からは重症心身障害児専門の病棟で勤務し、二年ほど前から重症心身障害児を多くケアする訪問看護を中心に仕事をしている。このほか長年にわたる病棟勤務、精神科の訪問看護などさまざまな領域での経験を持っている。インタビューは二回行ったが、それ以外にも何度も議論する機会があり、内容を確認している。

インタビューのなかでFさんがまず強調していたのは、家に踏み込むことの侵襲性である。Fさんが「ライン」と呼ぶ自宅を仕切る境界線は、家の壁という物理的な境界であると同時に、住む人の心理的な壁でもある。看護師は、侵襲にならないように細心の注意を払いつつも、家に入り込んで、患者が変容するのを待つ。「傷つけないように配慮しつつも、踏み込む必要がある」という両義性が語りの核となるのだが、そこで浮かび上がるのは、患者と家族が抱え込んでいる困難な状況である。

絶対に入っちゃいけない場所

一回目のインタビューなかほどで、Ｆさんは数年前に精神科訪問看護を担当していたときに印象的だった事例を語った。精神科の訪問看護は、ときにごみ屋敷にお邪魔することになる。そして多くの患者は生活保護で生活するなど、きわめて貧しい。そのようなお宅でこそ気をつけないといけないと言うのである。

Ｆさん　その人が執着しているものが何なのかっていうのを、先に分かるようにしてるんですよ。触れちゃいけない領域、踏み込んでいい領域っていうライン引きを間違うことは、いちばんご法度ですね。

村上　ああ。そっか。なるほど。

Ｆさん　そこで学んだのは――今もそうですけど――絶対に先入観でものを見ないっていうとこですね。この人を人となりで、『あ、こんなふうな格好してるから、きっとこういう人ね』って想像しますよね。それが邪魔くさいんですよ。そんなもん何もなくしちゃえば見えてくるものはたくさんあると思います。〔たとえば〕ヘルパーはね、これしょうゆだと思って捨てたらね、歴代の古酒だったとかね。もう弁償しようがないんですよ、自分で漬けた酒だから。アハハ。

村上　ハハハ。

Fさん その古酒の下にね、じつはお金があったんですよ。だからそれを触ったっていうことになってね。

村上 あ、大変だ。

Fさん 自宅っていうのはすごいパーソナリティの…その本当に…テリトリー小さい場所にあるので、訪問に行っても、どこまで踏み込んでいいかっていうそのライン引きは、とっぱじめに行いますね、まず。お風呂一つとっても、見られたくない人もいるし。非常にこだわってるところっていうのがあって。他人は絶対入っちゃいけないところっていうのがあるなかで訪問を受けている人もいるのでね。全員がオープンで看護婦さんを受け入れてるわけではないんですよ。でもそこに…絶対に必要なところに…どうやって刺さっていくかっていうところが訪看の難しさでもあるし、醍醐味でもあるし。［一回目13］

この引用では「ライン引き」を説明してから事例が語られる。そしてふたたび「ライン引き」の説明に戻る。後半の説明から考えていこう。

Fさんは「自宅っていうのはすごいパーソナリティの…その本当に…テリトリー小さい場所にある」と自宅を定義する。パーソナルな場所であり、小さいテリトリーを形成する場所にある、と言うのだ。

訪問看護が病棟での医療と決定的に異なるのは、それが患者のプライベートな空間で行われるということだ。自宅（あるいは自室）はくつろげる生活の場であるという点をこれまでは強調してきた。しかし自宅（自室）は同時に、プライベートな閉じた空間であるという点も病院との際立った違いである。自宅のただなかに「執着しているもの」「非常にこだわってるところ」「絶対入っちゃいけないところ」があり、だから「ライン引き」が必要になる。

この「ライン引き」は空間的なものであり、かつ心理的なものでもある。ライン引きが話題になるときには、「自宅の空間」と「患者の心理」が連続したものとして語られていた。他人は「絶対入っちゃいけないところ」を見極めないといけない。ラインは他人を選別し、排除するのである。そしてラインの見極めは、訪問の際に「先に分かるように」「とっぱじめに」行うこと、つまり実践の出発点なのだ。

必要な場所にどう刺さっていくか

一方で「絶対入っちゃいけないところ」があり、他方で患者には看護が「絶対に必要なところ」がある。この二つの極のあいだでFさんの実践の軸は成り立つ。前者は「触れちゃいけない」が、後者には「刺さっていく」「崩していく」関わりが必要だ。前者はさしあたりは触れてはいけない私的な部分であり、後者はFさんと共有されることで変化が生まれる部分であろう。この二つがどのように組み合わさっているのかは、ここではまだ語られていない。

「絶対に入っちゃいけない」ラインは、患者や家族が抱える傷や困難な状況に関わる。しかしこのラインは簡単に見通せるものではない。この見極めのためにも「絶対に先入観でものを見ない」ことが必要である。貧しい人であっても貧困という先入観でものを見ると、「お金に執着している」ことが見えてこない。先入観を「なくしちゃえば見えてくる」というのはつまり、先入観のかっこ入れとも言えそうだ。かっこ入れによって初めて見えるとしたら、本当のラインは医療の先入観に縛られている看護師には見えないものであることになる。と同時に、ラインを見るためには繊細な感受性と経験が必要であるから素人にも見えないものである。

表面的には目に見える家の壁が境界線なのだが、じつはそれは何か事情を抱える住人が部外者を拒絶する**目に見えない心理的なラインでもある**。拒絶されていることは誰にでも分かるかもしれないが、どこに理由があるのかを見極めるところにFさんの技術は使われている。

語りの続きも、ライン引きに関わる。前の引用の例は精神科訪問看護だが、次の例からは小児の訪問看護がテーマになる。

Fさん　障害児が生まれるのは…生まれるのは仕方ないと。生まれたとしても、それを治すのは医学じゃないって考えてる人がまだまだいるんですよ。うん、いわゆる除霊。「除霊をするとこの子は治ります」〔って〕。

本当はもう、ゼロ歳児から専門教育を受けて、専門リハビリを受ければ成長はよいっていう、私たちはそういう医学的な観点でいるんですけれども、もう一方では「医学は必要ない」。うん、「熱心な信仰によってこの子を治す」っていうふうにお母さまが思ってしまったとしたら、そこを崩すことが非常に難関なんですよ。

でもそこは立ち入っちゃいけない領域でもあるわけですよ。〔…〕そこのところは大事にしつつ、修正をどこまでかけるかっていうところが、非常に障害児の場合はありますね。［一回目13-14］

のちほど子どもへのケアがテーマとなるが、まずは母親へのケアが話題となった。

Fさんはあえて「障害児」という強い言葉を使って、母親にのしかかった運命の重さを表現している。本書ではここまで「状況」という言葉を多く使ってきたが、「状況」ではまだ言葉が軽い。「運命」とでも呼べるようなものである。「運命」という言葉の選択についてはFさんからも賛意をいただいた。

「除霊をするとこの子は治ります」という母親の思い込みは、Fさんが「立ち入っちゃいけない領域」であると同時に、運命の重さを示している。同時にその領域は「そこを崩すことが非常に難関（困難？）」とも言われる（「難関」は関所であるから「ライン」と同義語である）。

ここに実践の難しさが表現されている。重度の障害を持った子どもを二四時間介護をする母が持つ迷信は、「**立ち入っちゃいけない領域**」**なのだが、しかしそこに**「**修正をどこまでかけるか**」**というせめぎあいの場所なのである**。ここでは「修正をどうかけるか」という仕方で変化をうながす側面がより強調される。固まった部分があるなかで、どのようにして変化させるのかが問われている。

傷と苦しみに満ちた場所としての家

目に見える自宅の壁は、「立ち入っちゃいけない領域」という見えない心理的な壁でもある。これは根本的な孤独の領域である。この領域はおそらく傷と関わっていて、医療者とのコミュニケーションを拒みかねない閉じた部分である。

Fさん あとはもう、〔障害のある〕その子を産んでしまったために…その…なんていうのかな…「おまえがこんな子どもを産んだんだろう」っていうことがきっかけで非常にたくさん離婚してます。だから、シングルで育てている人がすごく多いです。それも男の人が育ててはいません。ほとんどお母さんが育てる。そのお母さんが育ててるっていうことで、生活保護者になってしまうわけですよね。働けないですからね。で、生活保護者になったために、「自分の人生は、この子がなかったら生活保護なんて受けなくてよかったのに」と転換していく人もいたり。

だからその子に罪はないことは分かっているんだけど、それをしてしまったという人生の、「あのときの、おなかに戻ってくれればいいのに」とか、「妊娠しなければよかったのに」っていう、そこまで戻る人たちがたくさんいるんですよね。

でも今現状は育てている。で、将来この子も長く生きていく。『じゃあそのなかでどうやって共存していくか』っていうところを『どういう言葉で伝えたらいいんだろう?』ってい

うところがね。［一回目14］

障害のある子どもを産んだ母親は、社会的に追いつめられることが多い。私自身も自閉症研究を小児科病院でするなかで、あるいは虐待へと追い込まれた母親たちのグループワークに関わるなかで、離婚して障害のある子どもを一人で育てている母親が少なからずいることを知った。重症心身障害児を育てるシングルマザーは働くことができないので、生活保護を受けながら家に閉じ込められる。貧困と社会的な孤立という大きな困難を背負っている。受け入れがたく、乗り越えることもできない状況が、運命として母親にのしかかっている。

除霊で治すという実現不可能な願望の背景には、実生活上の孤独と困難がある。Fさんは子どもが胎内に「戻ってくれればいいのに」という言葉で、困難な現実から幻想への逃避を語っている。胎内に「戻る」という動詞は後ろ向きに仮想の過去へと遡行することで、現実の未来には目を向けないということであろう。重い障害を負った子どもがいる家庭の場合、家はそのまま傷が開かれる場所でもあり、看護師はまさにそこに関わる。

反実仮想で語られる「妊娠しなければよかったのに」という願望は、実現しようがない願望であるという意味で袋小路である。この想念もやはり閉じている。つまり困難な現実のなかで孤独に落ち込み、迷信に逃げたり、反実仮想で今の現実を否定する。

とはいえ除霊で障害を治すことと比べると「妊娠しなければよかったのに」という反実仮想は、（現実の見当識が失われていないぶん）現実と直面しつつあるとも言える。「じゃあそのなかで（子どもと」どうやって共存していくか」というところが、「刺さっていく」べきところであり、Fさんが実践のなかで目指すところである。迷信や「生まれなければよかった」という反実仮想で現実を否定したとしても、「今現状は育てている」。現実の子育てをサポートするアプローチは看護師にも可能になる。

土管の中で声を聞く

踏み込んでいけないラインと踏み込むべきライン。両者の関係を見るために、もう一つ引用してみる。

Fさん だけど、本当に通じ合わない人との一時間、本当に苦しいですよ。
村上 そういう方でも、何回か行けば大丈夫っていうこと？
Fさん 崩せる人は崩せます。崩せない人はしないし。訪問っていうのは向こうのうち〔に行くから〕…何でしょうね…優先権は患者さんとか家族にあるので。「もうムラカミさん来なくていいわ」ってストレートに言う人もいますし。嫌だった場合は、玄関先に入れないって言いますし。ありますよ、実際。私はやられてないから幸いですけど、聞きます。「出てって」って鍵掛けた人もいますし。フフ。それぐらい繊細な場所なんだと思う。なので、入っていくときには、やっぱり最も緊張しますよね。細心な感じで。最初の声かけ。うん。〔一回

［目17］

利用者（母親）の「うち」にいると「優先権」は利用者にある。「来なくていいわ」「出てって」と、決定権も利用者の側にある。看護師は受け身の立場に立つ。「出てって」と閉ざされかねない家のドアが暗示するのは、患者や家族が抱える重たい状況であり、訪問看護師はそれにこそ関わる。せっぱつまった場面であり、それゆえFさんは「最初の声かけ」が「最も緊張」すると言う。「とっぱじめに」踏み込んではいけないラインを探るがゆえに、最初の声かけは緊張するのだ。

踏み込んではいけないラインを見極めることが、ラインを切り崩して、利用者の心が動くように入り込める可能性へとつながる。当初は「絶対入っちゃいけないところ」であった。しかしそれを変化させてラインの内側に入り込み、利用者の心を動かさないといけない。これが「繊細な場所」の持つ両義性である。

このようなラインへの踏み込み方について、Fさんは二回目のインタビューの最後で、ラインの内側に入れたときの利用者との関係について美しいイメージでまとめてくれた。

Fさん　私のイメージのなかに、昔遊んだ大きな公園があるんですよ。その公園のなかに大きな築山ってよくあったんですけど。

大きなこんな山で。そこ――私、北海道なんでね――雪降るとみんながスキーするようになってるんですよ。その山のなかの真ん中に土管が掘られているような公園がけっこうあって。その土管が基地なんですよね。子どもたちにとって。

そういうイメージで、私は大事な人の話を聞くときに、その土管の中に入るんです。そうすると、土管に「話聞いて」って入ってくる。〔障害のある子の〕お母さんなり、誰でもいいんですけど。入ってきたときに、土管の中って大きな声かけると、「わーっ」と散っちゃうんだけれども。小さな声でささやくと、ちゃんと聞こえる。でも小さな声を聞こうとすると、一生懸命聞かなきゃいけない。そんなイメージを持って、その人をまず土管の中で待つし、お話を一生懸命聞くし。聞いたところで、考える間《ま》を大事にするしっていう、その形を私は大事にしていますね。〔二回目24〕

土管の中とは、かつてFさんを拒んだ家の内部であろう。ラインの内側に入り込んだときには、利用者とのあいだで親密な、そして繊細な関係が実現する。二人は土管の穴の中で、響きすぎないように小声でささやく。そして、ささやきに一生懸命耳をそばだてる。傷ついて閉じこもった繊細な場所は、小声で言葉がかわされるコミュニケーションの場所へと変化している。これが、Fさんが母親と行う繊細な場所での会話である。重たい運命を背負う人との対話は、このようにして成立すると言うのだ。

2　心が動く

母親の心が動くとき

踏み込むことに成功したとき、事態は大きく変化する。閉じこもっていた母親の「心が動く」。

Fさん　意思決定っていうのがないと、患者は〔家に〕帰れないわけですよ。「じゃあ本人の意思決定がないこの小児の子たちは、誰が守るの?」っていうところで。「じゃあお母さんはどうなの?」っていったらお母さんも帰る自信がない。じゃあ自信がない患者さんへのどういう言葉かけをしたらいいのっていう本はないんですよ。それが失敗なのか成功なのかも、帰ってみて一〇年後を見なきゃ分からないし。でもそのときに、当然ここには心が動くわけですよね。〔一回目5〕

踏み込んではいけないラインは同時に「刺さっていく」べきところでもあり、その場所において母親の「心が動く」。やはり家の境界と心理的な境界は連続している。ラインの向こうの家の中（と心の中）は、初めは踏み込めない場所であったが、やがて実践が成立する場所へと変化するのだ。

この引用では「心が動く」のことの骨子が分かる。「お母さん」の「意思決定」がないと子どもは退院できない。つまり母親個人の意思の比重は大きい。母親が困難な状況を引き受けることをFさんは強調する。重症心身障害児を育てる母親を訪問するFさんにとっていちばん大事なこと、そして仕事のやりがいとなっていることが、運命を引き受けられるように母親の「心を動かす」ことである。

ところでここで問われているのは、重たい障害を持った子どもが生まれて初めて退院する場面である。まず「母親も〔子どもと一緒に〕帰る自信がない」。しかし実際には、子どもは生まれて初めて家に行くのである。初めての場所についても「帰る」という言葉を使うことで、自宅こそが子どもの生活に適した場所であることが強調されている。

母親が障害児とともに暮らしていく覚悟をしたときに「心が動く」が、それを可能にするのは、「看護師に理解された」と母親が感じたときである。

Fさん 当然〔文献を勉強しながら〕自分で考えていくのだけど、それが合ってるか、間違えてるか分からないし、白黒つけたいわけじゃないんです。このぼやっとしたなかで、その人が動いてきてくれたらありがたいと思うんだけど。〔一回目6〕

母親の「心が動く」のは、「ぼやっとしたなかで」である。この行為は、あとから振り返っても「それが合ってるか、間違えてるか分からないし、白黒付けたいわけじゃない」ような、あいまいなものである。あいまいな状況のなかで、家に帰ることがよいかどうかは分からない。このように、結果の見通せない未来へ向けて母親は飛び込む。困難な状況を引き受けつつ、予測できない未来へと飛び込むこと、これが真の行為ではないだろうか。

Gさんはそのためにこそ「飛び込む場所が、少しでも柔らかく、安全で、あたたかな場所であるために、看護師を続けていました」と、後日私に連絡をくれた。このとき行為は、自発的かつ創造的である。母親の自発性は、支援者の「学習が必要」だとしても、支援者によって意図的にコントロールできるものではない。その成否は、「ありがたい」というように支援者の予測を超える。

村上　心を動かすってどういうことですか。

Fさん　えっとね、心を動かす…そうですね…ぱっと表情が変わったりとか、その次の行動が変容したりとかすると『あ、なんかこの人が自分で動きはじめたな』って。発動してるというか。［一回目6］

私からの質問の主語はFさんだった。Fさんが母親の心を動かすのか？　と問いかけた。これに対してFさんは、母親の心が「自分で」自発的に動きはじめるというふうに答えた。主役は母親であり、Fさんが変化を起こすのではなく、変化はおのずと生じ、Fさんはその触媒となるのだ。そして心が動くということは、表情が変わり、「行動が変容」することと直結していることがわかる。心なのか身体なのかを区別することには意味がないような統一体として、母親は動くのだ。

「そのときが弾く」瞬間

心の動きの時間構造を見てみよう。

村上 すいません。僕ちょっと状況がまだ分かってないので。どういう状況にあった方がどういうふうに動いていくのかっていうのを、ちょっと具体的な場面……。

Fさん たとえばあの…そうですね…〔お母さんは〕その子を受け入れて、その子の人生を背負っていかなきゃいけないんですよ。で、生まれたとき「もうあと一週間ぐらいの命ですよ」と言われた子が、ある程度育ってきますよね。そうしたときには、まずそのお母さんたちは、自分がこんなふうに産んでしまった…うん…「私が悪いのね」っていう自責の念に陥るんだけど。それがいろいろ看護師が関わり、「そんなことはないのよ」って。「この病気はこうなって、誰でも起きる、何ていうの…アクシデント…まあ神様のいたずら的なところがあるんじゃない?」って。〔…〕「お母さんはどうしたいの?」って話しているうちに、〔母親の〕表情が変わってって、「いや、私はやっぱり親だからこの子を看たいの」っていうふうに変わっていく。うまく説明できないですけど、その変わっていくさまが、こっちに空気の圧みたいに、わっと掛かってくるときがあるんですよ。**そのとき**が私は大好きでやってるようなところがあって。シンクロっていう感じで。本当にぱんと同期するときがあるんですよね。弾《はじ》くみたいな。**そのとき**を求めて…そのときが弾いたら、次すごい勢いで展開していくことが分かるんですよ。そういうのって人ってないですか。「この人だったら分かるわ」って。「そうだったのよ。私はこういうふうに思ってたのよ」っていう瞬間をサポートしてあげて、自分〔母親〕が「こうだ」って決めたことを後押ししてあげる。そんな看護師を目指している状況ですね。うんうんうん。［一回目6］

心を動かすために訪問看護師が踏み込む。それは踏み込んではいけないラインを侵犯することとは何が異なるのか。後日Fさんにこの点を質問したところ、ラインには河のように幅があり、核の部分には踏み込めないが、外側は変化させることができ、変化できる部分をどれだけ拡げられるのかが大事だとのことだった。

前の引用で「心が動く」ことが、「表情が変わったり」という身体的な変化として表出されていた。今回の引用でもやはり「表情が変わってって」と体の変化が強調される。そしてさらに、次のような言語的な変化が語られる。

初め母親は「自責の念」に陥っているが、Fさんが「お母さんはどうしたいの？」と話しかけているうちに、「私はやっぱり親だからこの子を看たいの」と変化していく。母親による欲望の表出が鍵になっている。そのうえで母親の「変わっていくさま」が「空気の圧みたいに、わっと掛かってくる」という力のベクトルとして表現されるのだ。

変化は「わっ」「ぱん」という相互の身体的対話のなかで生じる。語りの主語が明示されないままに、母親からFさんに、Fさんから母親へと移動することからもそれは分かる。「わっと掛かってくる」は母親の変化がFさんを触発する運動だが、「シンクロ」「ぱんと同期する」は二人のあいだの同時かつ相互の動きだ。二人のあいだで同期する「そのときが弾く」瞬間が実践の時間性を形づくる。

子どもの障害という運命に打ちひしがれた受動的な状態から、運命を積極的に引き受けて応答するモードへと変化するとき、母親とFさんは「本当にぱんと同期する」。これをFさんは「弾く」とも表現している。この「瞬間」には「この人だったら分かるわ」というFさんに対する信頼と、「私はこういうふうに思ってたのよ」という意思と表現が折りたたまれている。

中動態的様相へ

ともあれ三回繰り返されている「そのとき」が変化の瞬間であり、実践の焦点となっている。「そのとき」とは、状況が引き受けられ、行為へと踏み出す変化の瞬間である。訪問看護師はこのチャンスをつくり出し、つかまえる役割を担っている。Fさんによって変化へのスイッチが押されたのである。

この変化の「瞬間」は、外から与えられた時間から、内発的な時間への変化でもある。「もうあと一週間ぐらいの命」という予後告知や、「アクシデント」としての障害児の出産という外から降ってくる時間から、「私はやっぱり親だからこの子を看たいの」という内からの決意に変わるそのときの「瞬間」へと重心が移動する。

あるいは正確にはもっと複雑な運動かもしれない。「私が悪いのね」という内的な自責感を、先天的な疾患という外からの「アクシデント〔運命〕」へとずらし、「私はこの子を看たいの」と内発的な願いによる状況への応答の余地をつくる。母親が能動的に子どもを引き受けるのであるが、この変化そのものは「心が動く」と言われているように、おのずと起きている。被っていたアクシデントの受動性から、おのずと心が動くという中動態への変化である〔國分 2017〕。

看護師は状況が変化する触媒となるが、状況の変化そのものは非人称的で中動態的なものなのだ。障害の原因を外から襲ってくる運命へと置き換えなおすことは、母親が状況へと応答する可能性を生み出す。

これらの変化は、Fさんが母親に刺さって、内部へ向けてラインを踏み越え、心を動かすことによって可能になっている。[★1] 初めはFさんの側がイニシアティブをとってラインを踏み越えることが語られていたが、ここからは母親の側から自発的に変化していくように、主導権が移動しているのだ。[★2]

人間対人間のつきあい

先ほど踏み込んではいけないラインを見極めるために「先入観をかっこ入れする」ことが話題となったが、心が動く場面でもかっこ入れが重要になる。

村上　お母さんにFさんが同期するのか、それとも逆？

Fさん　どっちもです。

村上　どっちも？

Fさん　どっちもです。こちらが一方通行だっていうときは空気感が違うので。向こうが一方的に来たときは…こっちもすごく構えているときはそうですけど…何か一瞬、「あ、この人はこういう人なのね」って。向こうも〔看護師の〕人となりしか見てないんですよ。ナースって職業の格好してますけれども、じつは中身は人間なので。その人間対人間のつきあいは変わらないんですよね。そのときに、「あ、この人だったらちょっとした言葉でも分かってくれるな」っていう人を目がけてしゃべってくるんですよ、患者っていうのは。〔一回目7〕

同期《シンクロ》するのは「どっちも」であるというのは、誰からとはなしに状況全体がおのずと変化するということと同じであろう。「心が動く」ことは、今回は「しゃべってくる」という動作として描かれる。母親がしゃべる気になるのは「ちょっとした言葉でも分かってくれるな」と感じた看護師に対してである。

看護師の職業をかっこに入れたところで、Fさんの「人となり」に母親が向き合う瞬間に、母親の変容は起こりうる（前章のDさんもそう語った）。「〔Fさんは〕こういう人なのね」と母親が気づく「一瞬」と、母親の「心が動く」「瞬間」、そして看護師を信頼する「そのとき」とは同じものであろう。状況が一変する瞬間は、患者と看護師の関係が「人間対人間のつきあい」へと変化する瞬間でもあるのだ。つまり母親の変化に、変化を媒介する看護師も巻き込まれている。

患者が「看護師の職業性をかっこに入れる」ということの動作は、本章冒頭で描いたようにFさんの側から先入観をなくして患者と向き合うこととも対応している。Fさんの実践はお互いが相手に対する先入観をかっこ入れすることを出発点としている。「心が動く」という困難な状況への応答は、お互いに相手に対する先入観を消した、裸の関係が生まれたときに可能になる。

母親の変化から子どもの変化へ

じつは、先ほど登場した除霊する母親（一六六頁参照）には後日談がある。Fさんの一回目のインタビューでは、変化を拒んで閉じこもっている母親の姿が語られていた。このときには二週間に一回、かろうじて訪問を受け入れはじめたところで、子どものリハビリは拒んでいた。

しかし二回目のインタビューのときには、毎週四回の訪問で子どものリハビリも始めようとしているとのことだった。つまりFさんは「刺さっていく」ことに成功し、母親の心が動いたのである。

それと同時に子どもにも変化が生まれる。ここからは子どもへのケアがテーマとなる。言うまでもなく、子どもの訪問看護の第一の主人公は子ども自身である。母親へのケアも「子どものために、何が最善なのか？」という問いに貫かれている。

Fさん　その子が不思議なのが、まったく食べなかったんですけれども、急にごはんを自分で食べるようになりました。フフ。そう。それがなぜか分からない。いっさい口から入れることを拒み続けてたんですけれども。あるとき突然…今から三か月ぐらい前から…急にヨーグルトを食べるようになり、プリンを食べるようになり、今、ごはんをすごく欲しがるようになって。急に食べるようになったんですよね。だからそこが…なぜなのかが分からないのは…重身〔重症心身障害児〕のおもしろさでもあるんですけれども。突然、何かの、彼のなかのきっかけがあるんだと思うんです。

村上　今までも食べさせようと……。

Fさん　試みてたんですよ。実際に、ちゃんとST〔言語聴覚士〕も全部入れてやったんですけど。逃げまくるだけで、いっさい食べないし。口もいっさい開けなかった子なんですけども、食べるようになってきて。〔二回目4〕

初めFさんは、子どもが変化したのは「なぜか分からない」と語っていた。理由は分からないが、おのずと変化したように感じられていた。ところが話していくうちに、変化のきっかけが明らかになっていく。「きっかけ」は、母親が腰痛になったためにFさんが子どもの入浴介助を申し出たことだった。このときを機に母親が心を開き、さらには子どもも変化しはじめた。お風呂が重要なスイッチになったのである。

Fさん　ただ、そのきっかけっていうのが…やっぱり…必ず訪問看護はお風呂を入れたあと、遊びをするんですよね。遊びを提供するっていうのは、その子にとって、すごく成長発達に役立つことを私たちは研究で分かっているので。そのなかで、お水を飲むこととか、飲んで楽しいことっていうような遊びをちょっとしてたのは、たしかにあって。
　お風呂上がったあと、看護師も喉が渇くので、「ちょっとお茶飲ませてください」って自分の水筒から飲むんですけど。そのときに飲んで「あー、おいしい！」ってやるようになったら…まねっこの時期なんですよ、ちょうど四歳、五歳っていうのは…そのまねっこを利用して、「ああ、おいしい、おいしい！」って、お母さんもみんなで全員で「ああ、おいしい！」って言ったら、ちょっと口に付けて「ああ、おいしい！」って言うようになって。「おいしい」までは言えないんですけど、「ちー！」っていう感じで言って。それから急に食べるようになっていったっていう話があって。［二回目4-5］

今まで自分の口ではものを食べようとしなかった子どもが食べるようになる。言うまでもなくこれはきわめて大きな変化である。この変化のきっかけは、話しはじめたときにはまだはっきりFさんにも分かっていなかった。しかし話しているうちに、お風呂がきっかけだったということに気づいてきた。Fさんは積極的に遊びを導入し、楽しさを導き出すことを通して、子どもの変化を生み出している。

楽しさはI部のテーマだった「快」の一つだろうが、「遊び」はもう一段高次の働きを持つ。遊びは状況・運命に対して応答する創造的な行為である。子どもはFさんや母親との「あー、おいしい！」というコミュニケーションのなかで楽しさを見出し、「ちー！」と自発的に表現する力を手にしたのだ。

二週間に一回だった訪問看護が、週四回へと変化するきっかけも、子どもの入浴介助を導入したことだった。つまり、母親とFさんの関係の変化と子ども自身の変化は、ともにお風呂がきっかけとなっている。お風呂は、母親がみずからFさんにSOSを求めるきっかけとなり、子どもにとっては遊びのなかで創造性を発揮するようになり、そしてみずから食べるようになるきっかけとなったのである。

「人に時間を与える、それも看護」——心が動くのを待つ

動きが生まれるためには待たなくてはいけない。お・の・ず・と「心が動く」ためには強制してはいけない。「私はこういうふうに思ってたのよ」と、以前から潜在的に持っていたはずの意思が現

実化するためには「待つ」ことが必要になる。

Fさん 昔の…一〇年前の私は、嫌だと思ったことを強制して、いいと思わせようと思って頑張ってたんですよ。でもある日から『嫌だと思うのは嫌でいいんじゃないか』っていうふうに思うようになったらすごく楽になりましたね。

たとえばですけれども、今、免疫グロブリンの足りない子がいるんですよ。それを一生注射を打っていかなきゃいけないのね。皮下注射を一週間に二回、グロブリンを直接体に入ることで、一五分間ここにポンプ付けて入れるんですよ。それをしないと死んじゃうんですよ、免疫力がないので。それを最初その子がね、〔すごく痛いのに〕じっと頑張ってたんですよ。三つです。三歳の子。なんだけど、今は暴れて逃げまくって、何やかんや言いながら、二階まで走って逃げてく。それを追っかけてるんですけどね。

で、昔だったら「嫌だ!」って言ったら、「じゃあお母さん押さえましょうか」って押さえて。しなきゃいけないことは事実でしょ。「押さえて、刺しましょうか」って言ったけど、でも今は、この子が「嫌だ」って言うのをまず待ってみたりとか。「嫌だっていう気持ちを分かってあげるところからやりましょう」って言えるようになったんですよね。

人に時間を与える、それも看護だと思うんです。時間を与えて待つ。待って、「私が待ってるのよ」っていうことを理解され、その人が、「この人が待っててくれる」から、ちょっと自分のなかに勇気を持ち、その次の展開に行ける。それって、自分が行動するから納得す

る、っていうことなのかなって。〔一回目22-23〕

患者の「心が動く」ために看護師は待たないといけない。無理やり動かすのではなく、本人が自発的に動かないと意味を持たない。この引用では「待つ」ことは、注射が嫌いな子どもの気持ちを「分かってあげる」ことと同一視されている。「人に時間を与える、それも看護」なのである。「心を動かす」ことは、看護師の側が「待つ」という黒服になる実践なのだ。

引用の後半では、看護師が患者の気持ちを分かろうとする時間を「時間を与えて待つ」と呼んでいる。その直後に「「私が待ってるのよ」っていうことを理解され」とあるように、理解にいたる「待つ」時間は相互的なのだ。★3

待つことは、「良くなる」か「悪くなる」かという目的を見据えた処置と対比されている。目的志向的な行為とは別の水準で、患者の自発的な動きを待つのだ。「待つ」ことは、「人に時間を与える」がゆえに「看護」なのだ。というのは、「「この人が待っててくれる」から、ちょっと自分のなかに勇気を持ち」と、看護師が待つことで患者自身が自発的に勇気を持つからである。患者が「自分が行動する」つまり状況に向けて応答することを可能にする。

心が動く「瞬間」の背景には、支援者が「待つ」時間が控える。患者の心が動く瞬間と看護師が待つ持続は対になっており、**変化の触媒としての看護師の仕事には、変化を「待つ」ということが不可避的に含まれる。**

遊びと変化

とはいえ、この「待つこと」は何もしないことではない。二回目のインタビューで、この「待つ」あいだに、この子の「遊び」を引き出していることが語られる。自分が注射する前に、お気に入りの人形と注射ごっこをするのだ。

Fさん　〔皮下注射で〕四日間もつんですよ、自分のグロブリンが。うん、それでないと、この子は感染症になって生きていけないんですよね。その治療が、痛いんだけれどもやらないきゃいけないっていうときに、「じゃアナ雪も〔注射〕やろうか」って最初にプレパレーション〔遊びを用いて医療行為への準備をすること〕を行います。で、「アナ雪が頑張れたから、次は○ちゃんの番だよ」って言って、やっていくということをずっと繰り返していて。

そのなかで遊ぶものを、彼女がリクエストするんですよ。来週は——「看護師さん」って言わないで、私のことを「先生」って言うんですけどね——「先生、何々持ってきて」って言うから。「うん、分かったよ」って言って。塗り絵だとか、なんかいろんなものをステーションから持ってってって。

その子に「注射終わった後にする？　それとも前にしたい？」っていう話を必ず聞きます。「うんと、前にやる」って、本人にちゃんと一時間スケジュールを決めてもらうんですよ。

村上　ほお。

Fさん はい。絶対的に看護師は優先ではないです。重症の場合の訪問看護っていうのは、その子が優先なんですよね。だからその子の遊びたいこと、やりたいことっていうのは必ず叶えてあげる。［二回目11］

I部では、快を通して自分の体に落ち着いていく様子を描いた。II部では、願いを叶えることとして自分らしさが実現する様子を描いてきた。ここでは本人が自発的に願いを叶えたうえで、さらに遊びの楽しさが、状況を引き受けることに結びつくことが語られる。遊びを通して、状況のなかで積極的に生きる主体が成立する（ただし重度の心身障害を持った子どもたちは大きな苦痛を抱えており、生活が制限されているがゆえに願いが制限されていることを思い起こしておきたい。Fさんが実現しようとする子どもの願いや遊びは、子どもが引き受けている運命のなかで今初めて拓かれるようなものである）。

先ほどのお風呂に入った子どもと同じように、〇ちゃんも遊びの楽しさを通して、状況に対して主体的になっていく。「主体的」というのは、自分で「スケジュールを決めて」ということでもあるし、病という運命を自分のものとして引き受けて生きていくという意味でもある。★4

それゆえにFさんは、早く注射を済ませようと子どもを押さえつける母親に向けて、「これは注射が成功するとかじゃなくて、この子が生きていくためのもの。なので遊びというものは大事なんです」と語るのである［二回目15］。「この子が生きていく」は、「この子が自分の運命を自分のものとして生きていく」と言いかえてもよいであろう。

3　重症心身障害児の子育て

体の安定と家

最後に「心が動く」と、どのような支援が実現するのかについて考える。

重い障害を持った子どもを自宅で育てる場合、生死に関わる出来事をつねに覚悟する必要がある。生きることができるかできないか、家に住むことができるかできないか。そんなぎりぎりのせめぎあいのなかでの家での暮らしであるがゆえに、在宅医療が持つ特徴も見えてくる。本書で議論してきた（1）快、（2）願い、（3）状況への応答、という三つの軸を振り返ることにもなろう。

Fさん　小児ってね、風邪、インフル〔…〕みんな入院しちゃうんですよね。

村上　ああ、入院しちゃうか。そうか。

Fさん　そう。入院しちゃうので、まる一週間とか空くんですよ。そうするとね、また一から振り返るんですよ。一週間で子どもってすっごく変わっちゃうんですよね。大人ってあんまり変わらないじゃないですか。〔でも〕一週間するとね、なんか人間変わったみたいに帰ってくる子もいるんです。環境の変化に弱いので。

村上　悪化してるってことですか。それはどういう？

Fさん あのね、悪化してるというか、やっぱり〔病院で〕つらい環境に置かれるんでしょうね。家っていう伸び伸びしてた環境から、そういう社会的な管理されることで。

村上 うんうん。そうなんだ。

Fさん なのでね、今まで笑ってた子が急に笑わなくなったりとかね。

村上 へー。

Fさん 食べてた子がぴたっと食べなくなったりとかね。まずうんちが出なくなってね。なのでね、入院するとね、『うわ、嫌だわ』って思うのは……入院することは仕方ないんですよ。でもね、帰ってきたときの第一本目がね、まずはアセスメントからまた始まんなきゃいけないんですよ。

村上 ああ、そうなんだ。

Fさん 寝ないしね。二四時間サイクルが狂うので、三日間寝なかったりとかね。けいれん発作ばんばん出るんですよ。すーごい生体反応強いんですよね、あの子たちって。それをまず戻すところから入るんでね。

村上 それはあれですね。やっぱり家ってすごい大事なんだ。

Fさん 大事ですね。本当に入ってきた瞬間に顔変わるって言ってました、お母さんたち。玄関前からね、その重身の子が分かるんだって、見えないはずなのに。においとかなのかもしれない。〔一回目38〕

重い障害のある子どもにとって、家はみずからの身体の一部なのだと言ってもよいであろう。視力が弱くても、家に「入ってきた瞬間に顔変わる」ほどなのだ。言葉を発することがない彼らが、家をどのように意識しているのかは分からないが、病院から帰っても「笑わなくなったり」「食べなくなったり」「うんちが出なくなって」「寝ない」。つまり身体の活動が滞る。人間にとって基本的な活動と、快が可能になる場所が「家」であり、病院ではそれが満たされない。それゆえ退院時には一から身体状態のアセスメントをやり直さないといけない。家でケアが可能であれば、それが最良の選択となろう。

家は子どもの身体の一部であると同時に、子どもにとって家が体のまとまりを支えるホールディングの機能を果たしていることも読み取れる〔Winnicott 1971, ch. 1〕。つまり家が、自分を支えている母親の身体の延長として感じられている。家は自分の体であり、かつ母親の体なのである。家という基盤があるがゆえに子どもの体は落ち着き、まとまりを手にし、母親によるケアも有効なものになる。このような体の落ち着きの場としての自宅は、すでにI部で明らかになっている。自宅において子どもは体の落ち着きを取り戻す。

しかし家にいればよいというものではない。重度の心身障害児は、そもそも生存がきわめて困難な身体状態の子どもたちだ。家での生活を可能にするのが訪問看護なのである。

Fさん　まあ目的的にね、お風呂入れましょう、排便介助しましょうっていうことは多いんですよ。でも、処置だけに行ってるわけじゃないわけですよ、私たちっていうのは。次の訪問から訪問までの時間、約三日間、一週間、そのあいだをどうやってこの子と過ごしてほしいか。そこの瞬間で何が起きているのか、それ〔悪化の予兆〕を放置するとすごく怖いことが起きることを知ってるんですよね。なので、その時間にすっごい集中して関わります。でもね、これはありがたいことなんですよ。病棟では絶対にできない経験で。［一回目16］

Fさんは、子どもの身体と、母親と、自宅とを有機的に結びつける。その意味でも看護師は触媒である。たしかに家が子どもにとって本来の場所なのだが、子どもはつねに死と隣り合わせであるがゆえに、看護師がサポートしない限り家での生活が成り立たない。家が家として機能するために、そして命が続くために訪問看護師が必要になる。

この場面では、Fさんは変化の触媒というよりも、子どもの生命と生活を保つ**連続性の触媒**として機能している。瞬間を触媒するとともに、今後一週間という未来の持続を触媒する。子どもが自分の身体を獲得し、母親がそのホールディングの機能を獲得する場として家があり、そしてそのような家を可能にする媒体としてFさんがいる。

「少しね」と「もう少し」

重症心身障害児が家に住むことで何が起こるのか。それが語られた場面を最後に引用したい。「心が動く」ことで、在宅での生活を始めた親子が経験する「ちっちゃな成長」という段階である。

Fさん 呼吸器をわざと外す子もいます。

村上 あ、うれしくて?

Fさん うん。

村上 へー。

Fさん あのね…こう喜んで…他人が来たらじーっと見て、すっごいいい顔する、いい子になるんですよ。でも、好きな人が来たら〔喉を指さして〕ここ外すんですよね。うん、苦しいんですよ、外したら。苦しい。呼吸器ないと生きれないんだから。で、せいぜい外して三〇分ぐらいはなんとか生きても、もう黒くなりながらも、笑って外すんですよ。それがね、彼女の表現なんですよね。本当一人ひとりが個性的でね。おもしろいですね、見てて。〔一回目39〕

家とは、重い障害を持った子どもが「すっごいいい顔する」ような、うれしさの「表現」ができる場所である。しかも好きな人が来たら呼吸器を外すということは、このうれしさは対人関係と連動した「表現」行為である。「一人ひとりが個性的」、ということは楽しさと表現によって、家にいる子どもはその子らしくなっていくのだ。楽しさやうれしさを表現する場所としての家、そして楽しさとうれしさを実現する看護師、これは訪問看護の意義を強く特徴づける瞬間であろう。

Fさん あとはもうやっぱり成長ですよね。

村上 あ、そっか。うん。

Fさん うん。普通の子の月齢より二歳ぐらい下だとか、脳的にはもう一生、三歳児しかないにしても、ちっちゃな成長があるんですよ。うん。片足で立てなかったのが、今一瞬片足みたいな。

そういうのを一緒にお母さんと発見できる。そうするとね、お母さんもね、たくましくなってく子どもをね、見れて、「たくましくなったんじゃない?」って言うときに……。

そうそう、そういう〔とき〕お母さんね、「少しね」って言うんですよ。〔一回目39〕

「少しね」は、達成した成長の肯定と確認である。そしてこれは、Fさんが立ち会って「一瞬片足」になるのをともに目撃することで、初めて確かなものになるのである。Fさんが変化の証人となることで、子どもの成長は母親にとっても確かなものとなる。

子どもにとっての家と母親の変化を総合するのが、次の引用である。母親の変化を基礎として、子どもの変化が導入される。ここでは「少しね」とは区別される「もう少し」が話題となる。

Fさん あと、もう、「もう少し」ちゅうかね、そうや、「もう少し」っていう言葉もよく使うんですね。うん、「もう少しこうなってくれたらいいんだけどね」っていう。ところが重度じゃなくって、超重度のときは絶対使わない。重度だと言うんですよ、この子に。「もう少しね、飲んでくれたらね」とか、「もう少しおしりが出来上がったらいいよね」って、私たちも使うんですね。おしり出来上がるって意味分かんないですよね？　座位を取るっていう意味なんですよ。

うん、でも超重度の場合は、もうすでに死というものに直面している状況で、あと一年生きれるかな二年生きれるかな、まあ二〇歳まで生きれれば御の字という子もいっぱいいます。なのでその子に「もう少し」とは言えないんですよ。〔一回目34〕

「少しね」は成長を見出したときに使う言葉だが、「もう少し」は成長を願うときに使う言葉だ。母親は「もう少し〔こうなってくれたら〕」という願望を持つ。「もう少し」こうなってほしいという願望は、具体的に子どもの成長をイメージする場面であろう。このとき家は、重症児が生きる場所であるだけでなく、願いを持つことができる場となる。しかし逆に超重度の子どもの場合は、「もうすでに死というものに直面している状況」であり、生きることを喜び楽しむことができるとしても、「もう少し」と成長の希望を持つことは許されない。

在宅無限大

ところで「少し」「もう少し」は、子どもが主語となる変化でもある。「心が動く」瞬間は母親の「心」が主語であった。つまりこういうことである。まずは「ラインを踏み越える」というFさんが主語になる実践が語られ、次に母親の心が動いて、母親が子どもを家に迎える覚悟を決める動きが語られた。そして最後に、第一の主人公である子どもの変化が語られたのである。

さて、喜びを感じ、それを個性的な仕方で表現することによって、子どもはその子らしさを手にする。そして子どもの成長と親の願望とをセットにできるのは、そもそも家で一緒に暮らしているからである。

Fさん 大きな違いは、先生もご存じのように、在宅無限大。病棟なり〔施設なり〕管理下に置かれているんでは、制限がある。そこの違いです。施設のなかに入って〔いたら〕、どんなふうに関わったとしても、遊びも限られる。個人じゃないんですよ。五人いたら五人〔全員〕に合うものを遊ぶ。でも、在宅は一《いち》、一なんですよ。うん。対人のすばらしさっていうのが本当にありますね。小学校上がるっていって、サポートブックつくったりね。〔一回目37〕

自宅では、子ども一人ひとりの個性や好みに合わせて、遊びとサポートをつくることができる。これが「在宅無限大」ということである。在宅は「無限大」であり、かつ在宅は「一《いち》」なのである。つまりサポートの無限の多様性とそれぞれの子どもと家の特異性とは同じことなのだ。

生きることを支えるなかでの「少し」の成長と「もう少し」という願い、そして子どもが楽しさのなかで自分を表現することは、訪問看護における個別的なサポートを前提とする。「子ども＝家＝母親」の連関と、生命と生活を支える連続性の触媒としてのFさんがいる。そこで子どもは一人ひとり個性的な仕方で成長している。この点ではFさんは変化の触媒である。このような個別性の肯定において、在宅医療は無限大である。

子どもが人生を生き切った

ところがこの語りは意外な方向に展開した。

Fさん　小学校上がるっていうので、サポートブックつくったりね。
村上　うん、へえ。
Fさん　ありますよ。もう写真撮って、サポートブックつくって。
村上　そっか。うんうん。
Fさん　一週間前に亡くなりました、でもその子。突然死でした。ランドセル見てね、泣く泣く…みんな。全員わんわん泣きましたね。そのランドセルをね、しょうとね、装具付けるよりもきちっとなるんですよ。〔ランドセルの肩の〕ここに首が乗るのでね。もうなんかその姿を知ってるだけにね、『なぜ?』っていう。
で、小児の亡くなるっていうことは、大人を亡くすよりもはるかに悲しみがおっきいです、うん。でもね、そのお母さんたちっていうのは私たちより強いのよ。やりきったから、じゃないんですよ。この子がそれだけの時代を生きた、っていうふうに考えるんですよ。

村上　ほお。

Fさん　あれはね、重身特有ですね。

村上　うん…その…そのやりきった?

Fさん　その人生をね、やりきった。まっとうしたんだっていうふうにね、思うんですよ。なのでね、重身のね、亡くなったお母さんたちって必ず遊びに来るんですよ。こちらがグリーフケアに行きますけども、行くよりも、毎年東京から来る人もいます。〔一回目37〕

この引用の手前で、子どもにとっての遊びの重要性が話題となっていた。在宅では子ども一人ひとりの発達の特性や、好みや個性に合わせて支援者が遊びを発見していく。そういう明るい内容が展開されることを、インタビュー中の私は予感していた。ところが話題は、先週小学校入学を前にして突然死した子どもへと移る。

お母さんたちは強い。なぜなら子どもの障害と死という運命を引き受けるからだ。ところがFさんは母親が「強い」と語るその理由を、「〔母親が〕やりきったから、じゃないんですよ。この子がそれだけの時代を生きた、っていうふうに考える」からと説明する。

ここでは「（母親が）やりきったから、じゃない」と、母親が主語となることを否定している。そして子どもを主語に置いて「それだけの時代を生きた」と感じられることを、母親の強さの理由とする。子ども一人ひとりにオリジナルなサポートをすることは、一人ひとりの子どもが自分の一生を「まっとうした」と母親が感じることを帰結する。

「親がやりきった」というのをFさんが否定したのにもかかわらず、続いて私が間違えて「やりきった？」と尋ねてしまった。しかしFさんは主語を入れ替えて「（子どもが）その人生をね、やりきった」とふたたび答えている。このやりとりからも、子どもが主役となって自力で人生を生き抜いたと親が感じることに、Fさんは力点を置いていることが分かる。

子どもが人生の主体となりきったときにこそ、母親が運命に応答する主体となったと言いうるのだ。このように子どもの人生を肯定できることが、母親の「強さ」である。障害児とともに自宅で暮らすことを選び取った母親、重たい状況を引き受けつつ応答しきった母親は、子どもの人生全体を肯定しうる。

子どもの死とは、未来が途切れる場面、すなわち、垣間見られた成長を「もう少し」望むことができなくなる場面でもある。しかし親の望みが絶たれたときにも「この子がそれだけの時代を生きた」と過去全体を肯定することになる。成長を感じ取ることが非常に難しかった重症心身障害児の人生のなかで、生存と成長の努力を重ねてきた帰結として、「それだけの時代を生きた」という形の人生の肯定が生まれている。

たとえ突然の死によって途絶したとしても、一人ひとりサポートを徹底する限りにおいて、**子**

どもが自分の人生の主体となったと母親は確信する。そしてこの肯定は、母親自身が状況を引き受けて主体となったという強さでもある。この「強さ」は、Ⅱ部第5章で描かれた患者の「力」と呼応するかもしれない。ただし、「力」が願いを叶える力であるのに対し、「強さ」は運命へと応答する力である。

切迫しながらも、楽しみを持って——運命の扱い方

「なのでね」という接続詞に続けてFさんは、没後も母親が東京から関西の病院まで訪れることを語る。子どもが自力で人生をまっとうしたがゆえに、子どもの人生を肯定することは死後も続く。

「妊娠しなければよかったのに」と子どもの誕生を否定しているところが母親の出発点であった。それゆえになおさら、子どもが「それだけの時代を生きた」と、その存在を肯定する場面は対照的である。「心が動く瞬間」を蝶番として、母と子をめぐる世界のあり方は大きく変容する。そして訪問看護師は、運命の否定から肯定への転換の触媒となっているのである。

Fさん 誕生日っていうのが、すごい大事で。盛大にやります。誕生日っていったら普通、一歳おめでとう、二歳おめでとうっていう感じなんですけど。この子たちの一歳、二歳って、いつ亡くなるか分かんないんですよね。なので、すごく切迫しながらも、楽しみを持って、

将来見えないけど、近い将来を見ていくっていうような、それが重身看護なのかなっていうふうに、すごく私は思います。［二回目19］

いつ亡くなるか分からないがゆえに、「切迫しながらも、楽しみを持って」子どもと家族をサポートする。障害児を育てる母親にとっての「家」は、とげとげしい世界から身を守るためのバリアであり、かつみずからを押しつぶしそうな状況のエネルギーが露出する場でもあった。そのような場面であるがゆえに、在宅医療は状況へと応答するための特権的な舞台となり、そして看護師はそれに立ち会うことになる。そのような場を看護師は、「楽しみ」「喜び」へと変える。こうして人は運命を肯定しうるようになるのだ。

死の再定義

結論にかえて

訪問看護の三つの側面

在宅医療についての研究にはすでにさまざまな蓄積があるが、本書は、一人ひとりの訪問看護師が何を経験しているのかを、実践のダイナミズムの内側から描いてきた。看護師から見えている世界とその動きを内側から描いたことが、本書の方法上の特徴である［村上 2013, 341-363］。

本書は、(1) 患者の快適さを実現する、(2) 願いを叶える、(3) 困難な状況へと応答する、という三つの側面をサポートする存在として訪問看護を考えた。どれも訪問看護に限らず看護全般にとって大事な実践だが、訪問看護では病院の制約がないだけに、より自由に柔軟に実現できるようである。その意味で訪問看護は、看護が本来持っている力を自由に発揮することができる現場であると言ってもよいであろう。

I部での訪問看護師は、日常生活の連続性を支える媒体、衰弱と苦痛のなかで「快」を実現する媒体として登場した。快適さを確保することで患者は、自分の体への落ち着きを得ることが可能になった。

II部での訪問看護師は患者や家族の「願い」を聞き取り実現する媒体であり、患者と周囲の人たちをつなげる力として、そして彼らが持つ歴史の厚みを汲み取る人として登場した。願いはさまざまな内発的な力のポテンシャルであり、訪問看護師は患者や家族が持つ力を現実化するための媒体である。

III部では、患者や家族が引き受けることが難しい困難な状況に襲われる場面を扱った。患者や家族が状況へと主体的に直面するにいたるとき、その変化の瞬間を訪問看護師が媒介していた。いずれの側面においても、看護師は連続性の触媒あるいは変化の触媒として働いていた。

訪問看護は、それなしでは在宅での生活ができない重い病や障害を持った人を支える。つまり、ここで述べた快、願い、応答という三つの側面はきわめて困難な条件のもとで問われる。この緊張関係もまた、訪問看護の大きな特徴をなすように思える。このような条件のもとで、死も別様の定義を受けることになる。

*

死とはプロセスである。心臓死にせよ脳死にせよ、たしかに生物学的な死の瞬間はある。患者の生物学的な死は、家族や医療者にとってはコンタクトが途絶える限界として登場する。そして看取りの場面に関わる人にとっては、コンタクトをとろうとして語りかけるプロセスが不可能になる地点が、死と感じられている。

死にはしかし、コンタクトの断絶とは別の側面、まさに断絶に抗う側面がある。共同の語りのプロセスとして、死にゆく人、家族、看護師によって話し合われ、生きられる行為としての死である。つまり死は、コンタクトの断絶を背景としながら、断絶に抗ってつくり直されるコミュニケーション、という両義性を持つ。このような視点で見たとき、死は看取りのプロセスが始まったときから、死の瞬間、葬送の儀礼、そしてのちの想起にいたる時間的な幅を持つものと言える。

快と死

看護師は患者が快適さを実現できるように最大限の努力をする。病のさなか、あるいは死を前にした大きな身体的・心理的苦痛のさなかで、快の実現が目指される（身体を無視したことが理由ではあるが、ハイデガーが死の間際の苦痛を論じなかったのは奇妙である）。たとえ看護師がいくら快を語ったとしても、その背景にある患者の身体的あるいは心理的な苦痛を消すことはできない。あるいは束の間の安楽が得られたとしても、それは苦痛と大きなコントラストをなす。

快と苦痛はべつに弁証法的に止揚されるわけでもなく、双方が交互に立ちあらわれる。苦痛が消え去ることで快が実現するエピクロス的なアタラクシア（二三五頁、第1章★1参照）でもなければ、バタイユの消尽のように極度の苦痛がそのまま極度の快感へと反転するのでもない。単に、快と苦痛がそれぞれ純化しつつ交替するのである。

そしてこのとき、このような苦痛の合間に実現される束の間の快、安楽は、その人がその人の場所に落ち着くという意味で、その人の固有性を指し示す。終末期の自己感は、苦痛における自己感の喪失と快における自己感の生成という往復運動によって明らかになる。しかもここで実現される快において、自分自身にくつろぐ（heimlich）のである（ハイデガーにおいて死への存在が「不気味（unheimlich）」と形容されていたとは対照的である［Heidegger 1927, 188］）。

Cさん　まあまあ、人ってなんか家…畳の上で死にたいって昔〔から〕よく言うじゃないですか。でも実際は、たぶんもう死ぬときにならないと分からないと思うんですよ。本当に何がいいのか、畳の上で死ぬことが何がいいのか分かんない……やろうけど、やっぱり家だと人ってくつろげるし。やっぱり家にいるのが本来なんですよ。『自分なんやんな』って、『そういうことなんかな』って思ったんですけどね。

緩和医療のなかでもたらされる快によって、人はその日常性を再獲得する。このとき人は体の自己感を回復する。在宅でおだやかに看取りを迎えるということは、最もくつろいだ、heimlichな自己の実現であろう。

このような快適さの実現は、日常生活のなかにあるからこそ可能になる。訪問看護とは日常生活のただなかで死を迎えることを可能にする実践である。日常生活のただなかで未知の世界としての死が開かれるときに、患者や家族の生活はその来歴も含めて新たな意味づけを獲得することになる。**死を糧として日常がより輝く**。

「死ぬのに楽しい」というCさんの表現はそのような日常性の輝きを意味している。人生がその全体において患者と家族の固有のものとしてくっきりとその意味を得る。訪問看護はそのようなプロセスをサポートするし、家族に後悔の残る看取りの場合はそれができていない。

たしかに患者の人生の全体性、家族との関係も含めた人間の全体性は、ある意味ではハイデガーが考えたごとく死において明らかになる。ただしハイデガーは日常生活と死を峻別したうえで、日常生活には欠けていたジグソーパズルの最後のピースのように死への存在が足されることで、人間（現存在）は全体性を手に入れると考えた。これに対して在宅医療においてはむしろ、まさに死が日常生活と接続しえたときに、双方が互いを照らし出すがゆえにその全体において意味を得るのだ（あるいはハイデガーが際立たせた日常性と死のコントラストは、まさにこのように日常生活のただなかで迎える看取りでこそ可能になるのかもしれない［Heidegger 1927, 254］）。[★1]

生活のなかに位置を得ることで死は意味を持つし、死という背景のもとで生の意味がまさに明らかになる。そのとき生と死が入り交じることになる。[★2]

願いと死

同様のことは患者が持つ願いについても言える。患者は病と衰弱のなかで、しだいにできることが限られてくる。

Aさん　でも家だとそういう治療をしなくなってきて、自然な経過になっていくと、本当にぴったりぴったりはまっていく。月単位とか週単位、日にち単位になっていくので分かるんですよ。だから言える。一か月前と変化がないときだったら、「この間になんかもうやれることとやっときましょうか」とかね、出掛けたりとか、「身辺整理みたいなことをやっときましょうか」ってことも言えるんですけど。

残された時間に限りが見えるなかで、断念しなければいけないことも増えてくる。しかしながら衰えてゆくからこそ、最後にその人にとって譲ることができない願いが残っていく。看護師はこのような願いを聞き取り実現する力を持っている。このとき死にゆく人は、純化する願いを通してその人らしさを形づくる。たとえば、妻と旅行に行く、がんの子どもが外泊して看護師を招いて遊ぶ、といったことが私のインタビューでは語られた。

衰弱は願いを純化していく。衰弱によるできることの制限と、願いの純化は、手に手を取っている。看護師による看取りの実践や予後告知もまた、このような最後の願いの純化へと関わっていく。

訪問看護は、願うことが不可能になるような困難な身体条件のもとで、願いを生み出す。このとき患者が潜在的に持っていた力の現実化として、患者はその人らしさを実現する（このその人らしさは、いまだかつて実現したことがなかったその人らしさの創造でもありえるだろう）。自宅で衰弱し死ぬプロセスは、その人が持つ潜在的な力を多方面にわたって最大化する営みでもある。

そしてこの願いは、多くの場合、家族に向けての願いであったり、他の人を巻き込む願いである。だから**願いの実現は、家族や看護師との共同作業のなかでしかなしえない**。たとえ家で一人で死にたいという願いであったとしても、妻を看取った家で一人で死にたいという思いはじつは共同性に関わる。

Eさん　でも、よくよく聞いてくと、すごく彼なりに深い事情があって。自分で建てた家なんです。自分の城なんです。で、親を看取ったり、妻を看取ったりした城を、ほんの透析の数時間空けることは許せないんですよ、自分で。「八〇も超えてるし、このまま自分はここで死ぬ」って言うんですね。

訪問看護師のサポートによってのみ、一人で自分の城で死にたいという願いは叶う。そしてその願いは、今はなき親や妻とのつながりを保ちたいという願いでもある。つまり願いという側面から見たときには、看取りは、本質的に対人関係のなかにあるものである。死への存在においては対人関係が切り落とされると考えたハイデガーに抗して、死がその人本来のものとしてあるのは、願いとその実現が対人関係のなかでなされるからであると言ってもよい。[★3]

運命としての死

病や死は引き受けがたい状況として身に迫るがゆえにこそ、せっぱつまった応答を迫る。

Dさん　「Dさん、私もうすぐ死ぬんだよね」って〈聞かれても〉。年末も、亡くなられた方三〇代だったんですけど、「もうすぐ私死ぬんだよね」って聞かれたときに、「死なない」とは言えないし、それにどう……「そうだよね」とも言えへんし。そういう、そういう場面の積み重ねが…分からないところが…そんなところがいっぱい…分からないところがありますかね。どう対応していいのか。どう声をかけたらいいのかが分からないです。

克服することが不可能であるような状況があったときに、にもかかわらずそこから逃げずに直面しつづけるということのなかに、患者と看護師双方の主体化が見られる。[★4] Dさんが向き合ってくれなかったとしたら、若い母親はみずからの死と対峙することは難しかったであろう。死は行為が不可能になる状況であるが、しかしにもかかわらず、場合によっては患者自身の行為を惹起する。このような逆説として人間の主体化が先鋭化する場面があり、訪問看護は（病院での制限の多い看取りと比べると）そのような場面をつくりやすい。

このような状況への応答は、患者（と家族）と看護師の「チームによる共同の行為」として生じる。[★5] たとえ独居で一人死ぬときであっても、患者の「一人で構わない」という決意の実現は、看護師がそれを聞き取ってチームでサポートしたから実現する。

加えて本書の発見の一つは、このような状況への応答において、状況そのものが劇的に変化するということだ。さらに言うと、状況は家族や医療者を巻き込んだ共同のものとなるときに変化しうる。訪問看護師とは、そのような変化を触媒するという仕方で、その役割をまっとうする。[★6]

看護師は変化へのスイッチを押す人なのだ。死をめぐる状況を引き受けるためには、看取りの経験を蓄積した誰かが後押しする必要がある。現代の社会でその役割を担うのが看護師である。

補足　ハイデガー「死への存在」概念

最後に、本論のなかで何度か言及した哲学者であるハイデガーについて簡単な補足を加えておきたい。私はもともと哲学の研究者であったため、ハイデガーとの違いを見極めるという仕方で医療現場を考察することになった。

未完成のまま刊行された彼の『存在と時間』は、二〇世紀を代表する哲学書の一つである。この書物は、日常生活の構造を記述した第一篇と、死への存在を中心として現存在の「本来性」を論じた第二篇で構成される。第一篇は日常的な道具連関と気づかい（Sorge＝ケア）の関係を論じているがゆえに、パトリシア・ベナーが参考にしたように医療実践を考えるための足場として使い勝手がよい。道具を使うルーティンワークに埋もれた日常生活の構造が、その匿名的な集団的性格とともに的確に記述されている。

これに対し、第二篇の死への存在についての議論はあいまいな部分が多いために要約が難しいのだが、「みずからの死へと直面するときに、人間は本来の姿を手に入れる」という主張をしている。このように『存在と時間』は、まさに日常性と死との関係を問うているため、訪問看護における看取りを考えるために参照軸として使用することができる。ただしハイデガーを鵜呑みにするのではなく、ハイデガーとの違いを測ることで、在宅医療からみた死の性格を描き出すことができる。

死についてのハイデガーの議論の要点を箇条書きしてみよう。

（1）『存在と時間』は、日常生活と死への直面を峻別した。

『存在と時間』第一篇によると、世界の世界性は、日常生活が営まれる道具のネットワークと、道具を操る生活上のさまざまな気づかいの連鎖（これを彼は「意義」と呼んだ）からなる。人が不安を感じるとき、二つのネットワークからなる世界性が全体として無効になる。このとき人は世界の無に直面することになる。[★7]

不安は世界のなかに対象を持たない漠然とした気分であり、不安においてはルーティンワークを行う日常生活の気づかいが全体として脱落する。[★8] つまり不安なときには、日常生活とそれを支える道具のネットワークとしての世界全体が無意味になる。世界というなじんだ（heimlich）ものを失い、人は不気味な（unheimlich）ものとしての自己の存在の前に立たされる。[★9]

不安を媒介とすることで、（日常生活の背後に隠れていた）「死への存在」が浮かび上がってくる。[★10] 死への存在においては、日常生活においては隠れている「死」という人間の最後の可能性が、人間の全体性を完成するジグソーパズルの最後のピースとして迫ってくる［Heidegger 1927, 245］。死への存在が「本来性」と呼ばれるのは、人間の全体性を開く道であるがゆえにである。[★11]

（2）ハイデガーは自分しか自分の死を死ぬことができないという代替不可能性から出発して、現存在（人間）の唯一性を議論した。

ハイデガーにおいては自己存在の全体が焦点であったがゆえに、他者の死に対して自分の死が特権化された。彼は自分の死を身代わりになってくれる他人は存在しないという固有性ゆえに、自己の死の固有性を自己存在の核に見た〔Heidegger 1927, 24〕。その意味で、死に直面するときに人は孤独になるということが強調される。★12

これに対して、日常生活においては、「人（das Man）」と同じように道具を使い社会生活のルーティンに埋没するがゆえに、私は個別性を失う（ハイデガーは誰もが同じように道具を使う場面を念頭に置く。そしてルーティンワークのなかに埋没して個別性を失った人間を「人」と呼ぶ）。雑踏に埋もれる日常において、私たちは個別性を失って集団的な「人」になる。逆に言うと、全体性の獲得と代替不可能性ゆえに、死とは「おのれの最も固有な存在しうること」〔ibid., 250〕という可能性なのだ。

その他大勢のうちの無名の一人へと埋没する「日常生活の道具連関と共同性」に対置する形で、ハイデガーは死への直面における自己の固有化を、「本来性」と呼んで特権視した。そして健康なときであっても、人はいつでも死へと直面しうる。日常の平凡な生活のなかに「死への存在」という個体化への裂け目がはらまれている、というのである。

＊

これに対して本書においては、日常生活と死を対立させるハイデガーの議論が少しずつずらされていき、最終的には、生活も死もハイデガーのものとは別様の定義を獲得することになった。まず、自分が自分自身を実現する本来的な死は、孤独においてではなく、対人関係のただなかで生じる。孤立無援のなかでは、みずからの死には直面しえない。

次に、死は日常生活の脱落ではなく、まさに日常世界のなかに位置づけられるときに、自分の死として本来的に死ぬことができる。つまり在宅医療における死はたしかに主体化のプロセスであるが、一人のものではなく日常のなかでの共同のプロセスである。私の死は他の人の協力のもとで成り立つのだ。死は人間がつくり出すプロセスであり、本質的に共同のものなのだ。状況への応答についても、それが患者本人のものなのか、看取る家族の覚悟なのかという区別は意味を持たない。少なくとも看護師は区別していないように見える。

このような変更は、とはいえハイデガーを否定したり批判するものではない。むしろ同じ事象を別の角度から見つめたときの姿かもしれない。つまりハイデガーは、いつ何時訪れるかもしれない自分の死の可能性に注目したが、私たちの議論は、生物学的な死が実際に差し迫ったときに死へと直面させられた場面を出発点に置いている。そのとき死は、日常性と共同性のなかに位置づけられることでのみ、意味のある経験として現象しうる（ハイデガーの「死への存在」も、生物学的な死がこの世に存在しなかったら意味を持たない）。

日常世界のなかに位置づけることができなければ、つまり病院に隔離されて家族とも離れ、チューブにつながれて延命治療の果てに意識を失ったまま死ぬとすれば、みずから死に直面することなく、生物としての死が裸出することになりかねない。つまり逆から見たときには、日常性に休らっていることこそが、ハイデガー的な（日常性の脱落を通して開かれる）死への存在を可能にする。そしてハイデガーが議論したような自分の個別性を極める死への存在は、実際には日常的な共同性が確保された看取りにおいてのみ可能になる。

自分だけの個別的な死への存在を可能にするもの、それは日常的な衣食住への欲望と共同性である。そして日常生活へ位置づけられたときに初めて、患者の人生や家族の歴史やさまざまな社会的な文脈を踏まえたうえでの状況への応答が可能になる。一人ぼっちで死と向き合うためには、他の人たちによって支えられていなくてはいけないのだ。

ハイデガーの議論は存在論的な水準のものであり、本論のような経験的で存在的な水準のものではないという批判があるだろう。精神医学においてメダルト・ボスがビンスワンガーに対して行った批判も同種のものであった。この批判が拠って立つ視点は分かるが「存在論的差異」を称揚することはハイデガーを議論するうえで最も不毛なやり方である。存在論的なものが、存在的なもの、経験的なものから遊離するのであればそれは意味を持たないし、このような「存在論的なもの」の称揚は単なる偶像崇拝である。

もう一度まとめると、死は訪問看護の実践を通して新たな定義を手に入れる。死はコンタクトの断絶であると同時に、断絶に抗おうとする特異な行為のスタイルであることになる。

死が日常のなかで開かれたときには、日常生活と人生がその全体にわたって意味を回復する契機となる。次に、死は願いを先鋭化することで、その人らしさと力を実現し、かつ対人関係の緊密さを生み出すきっかけとなる。最後に死は、まさに乗り越え不可能な状況であるがゆえに、死への応答において逆説的に患者や家族がその主体性を手にする場面である。

訪問看護師とはこのようなプロセスの触媒として働き、変化へのスイッチを見つけ出す人のことであろう。

補章

私は看護師から何を学んだのか

経験を振り返ってみると、私は亡くなった方の身体に触れながら対話的にケアをしている。〔…〕亡くなる直前までの喘ぐような呼吸から一転して安らかにみえる表情。思わず、「大変だったね」という言葉が出る。だから、亡くなったとはいえ、身体をいたわるように言葉をかけて清拭をし、髪を洗い、化粧をし、衣装を整えて見送るのだ［三浦智美 2016］。

はじめに

おはようございます。本日は暑いなか早朝から「臨床実践の現象学会」第二回大会にご参加いただき、どうもありがとうございます。[★1]大会長として御礼申し上げるとともに、お時間をいただいてお話させていただこうと思います。

倫理としか言いようのない問題に出会うとき

私自身は哲学の研究者でありながら長いあいだ倫理学に興味を持っていませんでした。そもそも現象学という方法論は価値に対して中立なので倫理とは関わらないと思っていたからですが、[★2]しかし研究を進めていくなかで、倫理としか言いようのない問題に出会うことになりました（ここでは倫理を、仮にですが「行為を貫くべき基本的な構え」のことだとします）[★3]。言うまでもなく私が研究を行った看護実践では、倫理的な判断がつねに求められるからです。こうして看護実践を分析するなかで、ある種の倫理的な主張に導かれることになりました。

この講演での私の目的は、看護師を研究するなかで、フィールドワーク・データから倫理の問いとして何を発見し、何を学んだのかを明らかにすることです。以下では医療倫理学と生命倫理学との対照から現象学の倫理を考えます。全体の流れとしては、医療倫理と同じように、困難な状況へといかに直面するのかが大きな話題になっています。そのうえで、（学問としての医療倫理では前景には立たないですが、暗黙の裡に私の出会った看護師たちが前提としている倫理の問いとして）その背景にある「生」の再定義を試みることで議論を終えようと思います。

現象学的研究と生命倫理

私がこの数年間行ってきた研究では、看護師の実践を一人ひとりの語りから分析しています。そうすると、おのずとそれぞれの看護師が自覚的・非自覚的に大事にしている事柄が見えてきます。その結果、看護師たちから見えてきた価値を、私自身が自分のものとして吸収することになったのです。

一方では、複雑に対立する文脈が絡み合う状況のもとで、看護師に切迫するそのつど異なる多様な倫理的問いがあり、そのなかで迷いつつ選ばれた多様な応答があるでしょう。この迷いと応答そのものが倫理と関わります。他方では状況と応答の多様さのなかにも、看護師の思考を支えているかに見える、揺るがない原則のようなものも見えてきます。つまり、状況と実践の無際限の多様性と、一義的な原則との逆説的な接続をこれから見出すことになります。

さて、現象学的な質的研究の特徴は二つあります。一つはデータに対して内在的な視点をとることです。現象の外から俯瞰的・客観的にデータを捉えるわけではありません（たとえば複数のデータを比較するのは俯瞰的視点です）。私の研究の場合は、看護師の経験を、看護師の視点から記述していくことになります（加えて看護師はしばしば患者の視点から見ようと努力しているので、結果として患者の視点からの記述となることもあります）。そのため現象学が扱う倫理も、看護師が内発的に感じている倫理意識についてのものです。

もう一つの特徴は、個別の経験の個別性を保存することです。複数のデータを比較することなく個別の経験の構造を描き出すことで、個別性が他の人に了解可能な形になります［村上 2016b］。それゆえ現象学研究は、それ自体として個別性の擁護という倫理的な営みとなりえます。

このような内部観測と個別性という特徴から出発するときには、ある事象の（法的あるいは道徳的な）正しさを判断することが目的ではなくなります。もちろんこれは重要なことなのですが、現象学は善悪を客観的に判断するのではなく、そのような場面で当事者がどういった経験をしたのかを描こうとします。[★4]

これに対して一般の生命倫理学では合意形成が話題となります。たとえば生殖補助医療をどの程度認めるのか、出生前診断の結果しだいで人工妊娠中絶を認めるのか認めないのか、安楽死を認めるのか認めないのか、脳死臓器移植を認めるのか認めないのか……といった生命倫理学の議論をする場合には、（法律の立場、医療技術の立場、死生観のような文化的な差異、患者の立場、家族の立場など）さまざまな異なる意見を一望のもとに眺めながら検討し、よりよいと思われる判断を下していくことになるでしょう［香川・今井 2001｜香川 2009］。

生命倫理の手前あるいは外側で

ところで医療倫理もまた、医療者に内在する視点から出発しつつ、チームで行う実践での倫理的な判断について考えてきました。たとえば、ジョンセンは治療への適応、患者の意向、治療の予後のＱＯＬ、家庭環境など周囲の状況という四つの軸を総合的に考慮することから医療の倫理を考えることを提唱しています［Jonsen, et al., 2002］。医療倫理はジレンマや葛藤をはらんだ日々の実践における判断に関わります。

しかし、私が出会った看護師の迷いや応答は、このような医療的な判断をともないつつも、その手前あるいは外側で働いているように見えました。現象学が描くのは、看護師が医療的判断の手前や外側で出会う「倫理」です。そして看護師による問いかけと応答のなかには経験に即した価値判断の方向性がありそうです。少なくともそれぞれ差異を持った個別の経験がゆるやかに従う方向性はあります。

さて以下の議論である図式を描き出すことにしますが、これはあくまで私のデータが帰納的な結論として要請する図式です。

1 状況に応答する誠実さ

直面しなければ始まらない

私が出会った看護師たちは、複雑な文脈が絡みあう状況のなかで「どうしたらよいのか？」「どのように応答するのか？」と、悩み続ける仕方で問いを立てていました。状況に対する「誠実さ」［Badiou 1990, 257］はいかに確保できるのか、という問いです。そのつど新たな状況に対して、誠実さを保ちつつ直面することが賭けられています。ガイドラインでは捉えきれない、そのつどの複雑な状況に対する直面可能性が話題となっています［Benner&Tanner 2009, 402］★5。

ジョンセンが示した四つの指針はすべて葛藤をはらんだ状況の構成要素です。ただ私が注目したいのは、ジョンソンの議論の手前にある現象です。四つの指針が意味を持つためには、そもそもすでに看護師が状況から逃げずに直面している必要があるでしょう。つまり「状況へと直面し思い悩む」というプロセスは、ジョンセンの倫理的指針が機能するための前提となっています。

「状況への直面と応答」という形で行為を定義したときには、行為は個別的なものかつ創造的なものになります。看護師は判断に迷い、そして行為の結果を予測しきれず、「これでよかったのだろうか」とあとになっても分からないことも多いようです。それゆえ答えのないなかで答えを模索するというプロセス自体が、状況への直面となるのでしょう。迷いや後悔自体がじつは状況への直面の仕方の一つであり、倫理なのです。

　このとき、技術やルールで決まった行動だけでは状況に応答できません。私の研究に登場する看護師たちの何人かは、しばしば医療者としての知識と技術を捨て去って「人として」「母として」応答するときにこそ、看護師になっていくと語りました［村上 2013, ch. 2, ch. 8｜村上 2016a, ch. 5｜本書第7・8章］。医療的判断の手前にある困難な状況への直面は、看護師という職業の手前へと遡行することを要請するかのようです。しかもそれによってまさに看護師は真に看護師になるかのようです。Dさんを例として引用してみます。Dさんはインタビューの直前に経験した、ある幼い子どもを持つ若い女性がん患者の看取りについて、「母親同士になってしまう」と語っていました。つまりここでも職業がかっこに入れられます。

　どう対応していいのかが分からないですよね。「Dさん、私もうすぐ死ぬんだよね」って〔聞かれても〕。年末も、亡くなられた方三〇代だったんですけど、「もうすぐ私死ぬんだよね」って聞かれたときに、「死なない」とは言えないし、それにどう……。「そうだよね」とも言えへんし。そういう、そういう場面の積み重ねが…分からないところが…そんなところがいっぱい…分からないところがありますかね。どう対応していいのか。どう声をかけたらいいのかが分からないです［本書第7章］。

分からないから引き受ける

看護師が答えることが難しい状況に出会っているとき、ほぼまちがいなく患者や家族が、引き受けがたい苦痛や困難に押しつぶされそうになっています。それゆえ看護師の側の状況への直面は、患者や家族が直面する状況へと身を挺した結果です。

もう一つ、拙著『摘便とお花見』に登場した、小児がん病棟に勤めるGさんの語りを引用してみます。

うーん…たとえば亡くなる子の部屋って行きにくくなったりすることもあるんですよね。受け持ちじゃなかったりすると、入りにくくなったりするんですけど。でもそれってたぶん、あの、みんなにとってよくなくって。でも入るのにやっぱり勇気がいるんですよね。でもそういうのを……自分の感情っていうものより、必要なことを考えられるようになったっていうか。家族にとっては今、もしかしたら私が話しかけに行くことも必要だとか。誰か医療者がなんとなく毎日来てくれることが必要だとかっていうことを考えれるようになったのかもしれないんですけど。ま、それとあとちょっと、肝が座ってきたっていうのもあると思うんですけど［村上 2013, 284］。

逆に「向かえ合えなかった」例を聞いたらこう答えてくれました。

あー、そうか。私自身じゃなくって先生がプライマリー〔受け持ち患者のこと〕の部屋に行けなくなってて、そのターミナルに。それは向かい合ってないなと思ったの。それってどういう意味だろうと思うと、たぶん行きたくないっていう気持ちに負けた。行きにくいっていう気持ちに、ま、自分の行きにくいが勝ったというか。自分はもうとにかく向かい合いたいと思ってるからたぶん自分の感情に逃げることはしないっていうか。うん。自分の感情なんですかね。自分の怖いとか、不安とか、できるかなとかっていう感情との闘いっていうことなんですかね［村上 2013, 287］。

応答困難な状況は必ず特異的であり、どのような応答が正解だったのかはあとになっても決めがたいようです。そして看護師にとっての状況は、患者にのしかかるさらに深刻な状況へと接続しています。状況に対する誠実さを保とうとすることが倫理となると言えそうですが、その内実はあらかじめは分からず、十数年経ってもかつての実践がよかったのか看護師たちは考えつづけています［本書第2章―西村 2016, 93］。

そして答えが分からなければ分からないほど、その状況は直面を要請します。看護師による直面に支えられることで、患者と家族がみずからの運命を引き受けられるようになることもありうるでしょう。あるいは答えを探しつづけることのみが答えであるかのような、そのような場合もあるのでしょう[★6]。

これは、「どうするべきか」という判断や合意形成の手前で問われる倫理です。状況に直面して答えを探しつづけることを、現象学は倫理として取り出します[★7]。すべての医療的な判断が倫理的なものになりうるためには、「どう対応していいのかが分からない」状況への直面ということが基盤となるのでしょう。

2　小さな願いと快楽

タバコを吸ったりエビフライを食べたり

　状況に対する誠実さを出発点として、当事者の生活をめぐる小さな願いと楽しさの実現に沿って道筋をつけられる場面が、私のインタビューでは多数語られました。

「この患者は何を望んでいるのか？」「何が楽しいのか？」「どうすれば苦痛を緩和できるのか？」という問いが、実践のなかで最重要の問いかけとなる場面に出会うことがあります。なぜ小さな願いと快楽が倫理に関わるのかというと、（今まで行ったさまざまなインタビューでは）何かを望み、何かを楽しむということが生の存立の不可欠の要件となるからです。[★8]

　ジョンセンの四つの指針の二つ目は「患者の意向」ですが、彼は治療の選択に関する意向を主に論じていました。これに対して私が出会ったのは、日常生活のなかでの小さな願いです。看取りにおいても死に方の自己決定ではなく、どのように終《つい》の日々を暮らすことが快適なのか安楽なのかが話題となっていました。病院で死ぬのか家で死ぬのか、という選択であっても、快適な生活を確保するという視点から考えられます。

　もちろんこれはジョンセンの三つ目の軸であるＱＯＬと関わるでしょうが、それだけではありません。タバコを吸ったりエビフライを食べたり、花見をして妻にお土産を買ったりといった、医療の手前あるいは外にある生活上の小さな願いを聞き取ることがしばしば看護師の実践を導いています。

医療の外にある願い

　もう一度、『摘便とお花見』に登場した小

児がん病棟のGさんの語りを引用してみます。死期を悟った少年が、外泊時に「遊びに来て」とGさんを誘う場面です。予後告知をしていないのに小学生の子どもたちは死期を悟り、そして必ず受け持ちの看護師を家に招くと、Gさんは語っています。

お家に行って、何を話すのか。もう、めちゃくちゃ普通に遊びました。なんか、仮面ライダーのお面みたいの被らされて、逃げさせられたりとか。あと、お母さんとおばあちゃんのお料理がめちゃくちゃおいしいんですけど、その料理を、「ねえ、これもおいしいでしょ。これもおいしいでしょ」って言って取ってくれて、食べるみたいなこととか。〔…〕

なんか、全員、家族全員いて、その子が私の上とか、このへん〔膝〕に座ったりとかして、一緒に食べる。で、普段、ごはん一緒に食べることはあっても、ごはんは自分は食べないんで。そういう場の共有。〔…〕

あとベッドの上でしか遊べないのを、もう家中走り回って、ふざけて遊ぶ。「遊ぼう」って、すごいずっと言ってたので、子どもにとってのその遊びの、大きさっていうのもそうだと思うんですけど［村上 2013, 304］。

ここでGさんが子どもとともに実現したのは、病院では叶えることができなかった「思い切り遊ぶ」という願いであり快楽です。死という状況へと直面することが、小さな願いと快楽と結びつくことの最も直接的な表現がここにはあります。

患者が生活のなかで何を望むのか、そしてどのようにそれを実現して楽しさと喜びを得るのか。このことが、私が出会ったすべての領域の看護師、小児から高齢者にいたるまで、そして重度の精神障害者、あるいは重症心身障害児についても問われています［村上2016a, ch. 7｜本書第8章］。

それぞれの場合で患者が「何を望むのか」は異なるでしょう。いずれにしても医療の外にもともとある、生活に密着した小さな願いと快楽を聞きとる、そのことが看護師に問いを投げかけています。あるいは逆に小さな願いと快楽を取り戻すことこそが、医療から生活へと立ち戻ることを可能にします。人が本来の場所を取り戻すための大事なステップなのです。そしてそれを助けるのが、私が発見した看護師の役割でした。

3 自由について
――管理のすき間をつくる

規範から逃れるためのプラットフォーム

快適さと楽しさを回復することは、自由へとつながります。状況への直面にうながされて、自発性、あるいは束縛からの自由を確保することが見えてきます。

たとえば、精神科の保護室で「その〔患者さんの〕制限は続けてていいの?」と千原さんは若いスタッフに問います［村上2016a, 63］。現象学から見た倫理の要素の一つとして、抑圧的に働く規範からどのように自由になりうるか、という問いが立ちます［村上2013, ch. 3｜村上2016a, ch. 1, 2］[★9]。

医療現場では法律から病棟の管理的なルールや慣習にいたるさまざまな規範が課せられますが、それらが状況への直面を妨げ、患者の小さな願いを覆い隠すことがあります。このようなときに自発的な行為を確保するにはどうしたらよいか。こうしたことは、支援者が自覚しないままに日々取り組んでいることです。なにも社会運動によって規範に抵抗する必要があるということではありません。多くの医療者は医療規範を尊重しつつ、自身と患者の自発性を確保する努力をします。もちろんこれは医療者の自由に関わると同時に、患者の尊厳に関わります。すき間をつくりうること、これは権利であり倫理の要請です。奇妙なことですが、状況へと直面したときに、規範のすき間をつくって外に出ることが要請されます（規範の外側ですからこの「倫理」はガイドラインや教科書には記載されていないでしょう[★10]）。

創造的な実践を支えるプラットフォームを、看護師は与えられた医療の規範のすきまでみずからの手で産出する必要があります[★11]。この流動的なプラットフォームは、看護師本人にとっても予見を超えたものです。みずからつくり出したあとで振り返ってみたときに、もしかしたら気づけるような性質のものです。つまり自覚的につくるのではなく、状況へと応答しているうちに自然とできています。そのため意識的に目指すものではないかもしれません。

小さな快楽を確保する営み

以下に拙著『仙人と妄想デートする』に登場した精神科のベテラン看護師の高木さんの語りを引用してみます。何十年も長期入院する重度の統合失調症患者が、退院の見通しも立たず無為に生活するという所与の状況があります。「本当に半生ここで過ごされて」というのが出発点となる状況からの問いかけであり、このなかで「どのように患者の自発性と快楽をつくり出すのか？」という問いが成り立ちます。精神科病院の長期入院の場合、規範と管理はあまりにも自明のものであるがゆえに語られません。語られていないということは、むしろ規範があまりにも強く働いているということを暗示しています。

患者さんにはね、だからすごい助けられて。だから精神科の患者さんってもちろん病気の部分はあるけど、病気じゃなくて健康な部分、昔からあるでしょ、健康な部分に働きかける。で、あのあんまりしゃべらなくてもなんか、なんか冗談言うてたらやっぱ手を叩いて笑ったり、そんなときはやっぱ捉えるかチャンスを、「今笑った！」とか言って。あの、うん、それは感じますね。私がこんなんやから看護婦さん同士で楽しくしゃべってたら、あの、すぐバーッて怒る慢性期病棟の患者さんでもよう見てはるよ、患者さんは。「いや、きょうは仲良しで楽しそうね」とか言ってくるんですよ。ほんならもうすぐ窓開けて「一緒に話しましょう」って「いらっちゃい！」って、「井戸端会議しよう」とか。〔患者さんが〕「えー！」とか言いながら来て、看護婦と一緒にしゃべったりして「入れたげる」って〔村上 2016a, 97-98〕。

この語りが倫理に関わるということは自明ではないかもしれません。しかし高木さんは、長期入院している重い統合失調症患者にとっての自由と小さな快楽についての問いを立てています。

慢性期の統合失調症患者が妄想に閉じこもっていても「やっぱ」健康な部分がありま す。つまり一見するとコミュニケーションがとれないように見えても、じつはとれます。

「やっぱ」を介して閉塞した状況のなかに穴を見つけ、そこを突破口として高木さんはコミュニケーションを開いていきます。小さな快楽を確保するために、重度の統合失調症患者をめぐる医療的なレッテルにすき間をつくる。そこから実践につなげていきます。

　そして規則のすき間で高木さんは「井戸端会議」という共同の楽しみの場を開いています。「井戸端会議」は、患者・看護師という治療や管理の役割関係とは異なる共同性であり、ルーティンワークの外側でもあり、ここではお互いが友達として楽しみます。規範・管理として働く医療制度のすき間の確保が、小さな快楽の回復へとつながります。つまり小さな願いと快楽を重んじるがゆえに、それを妨げる規範があるときには、看護師はそこから逃れようとするのです。

4　生命の再定義

コンタクトの可能性を探る

　看護師から学んだこの数年間は、私自身の価値観をつくっていくプロセスでもありました。そして医療で教えられている倫理とは少しずれたところに、この価値は見つかりました。つまり、医療の手前で患者の傷や不安へと誠実に直面し、医療の外の生活のなかにある小さな願いと快楽を感じ取ることが、まず看護師の「倫理」として見出されました。

　さらに、医療規範から少しはずれたすき間で、患者が自由と自発性を確保できるようにすることが重視されていました。そしてこの患者の自由のために、看護師自身も規範とは別のところで実践スタイルをつくっています。これを私は（医療制度の外にある）実践の流動的なプラットフォームとして見出すことになりました［村上 2016a］。

ところで不思議なことに、ここまでの議論で「ケア」という言葉は登場しませんでした。そもそも私が行ったインタビューにもほとんど登場しません。ケアはすべての要素の前提だからということでもありそうですし、看護師たちはケア概念をもっと細かく分節しているということでもありそうです。つまり看護師が立てるすべての問いを貫いて、「対人関係をどのようにつくるか」ということが問われているがゆえに、ケアという言葉が登場しないのかもしれません。状況へと直面し自発性を確保するための支え、小さな願いを聞き取ることなど、そのつど対人関係のあり方は大きく異なるでしょうし、その構造については詳細な記述が必要です。しかし、いずれにしてもコンタクトがない状態では行為が実現することはないので、看護師たちはなんとかしてコンタクトの可能性を探ろうとしています。[★12]

これらすべての場面を貫いてコミュニケーションへの意志が問われています。看護師にとっては当たり前のことでしょうが、これは私が看護師から学んだ大きなことです。私のインタビューで話題になっただけでも、ALSで発話ができなくなる人、認知症の人、乳児や死産の胎児、重度の精神障害者、重度の心身障害児との関わりは、成功するかどうか分からない声かけですが、それがなければ看護が不可能になるがゆえに、実践の成立のための最も基礎となる層なのでしょう。

「どのようにしたらコンタクトが生み出せるのか?」「いかにしてコンタクトを維持できるのか?」「声をかけられるかどうか?」という問いは、実践が成立するか否かという切迫する場面において出会われます。

だから「生」は、そもそも間主観的なものなのです。つまり死者であっても、「また会おうね」と死産胎児へ声をかける場面のように、声をかけうる限り（生物学的には死亡していると分かっている場合でも）、何らかの「生」を持ちます〔村上 2016a, 211〕。

脳死と判定された人であっても、周囲の人がコンタクトの可能性を探っている場合には、「生」が問われます。たとえば長期脳死の子どもを「育てる」親にとって、子どもは生きています〔西村理佐 2010〕。あるいは逆に生物学的には生存していても「死んでいる」と感じられ、声をかけられない場合もあるでしょうし〔西村ユミ 2001, 87〕、無用な延命治療のもとではこのような現象学的な「生」が確保できないかもしれません。

つまりコンタクトの可能性、声かけと聞き取りの可能性が問われています。生物学的に**声をかけうる限りにおいて「生きている」**

最後に生命倫理学との対照も意識しつつ、生命についての問いを立てたいと思います。

いわゆる生命倫理学は、生物学的な生の定義と法的な生の定義を議論の前提とします。脳死や生殖補助医療をめぐる議論も、生物学的な生の基準をめぐるものである限りでは事情は同じです。そしてもちろん医療者は生物学的な生死に対して責任を持ちます。

しかし、いわゆる医療倫理の手前や外で倫理の問いを発見するのと並行して、私たちは生物学的な生死の定義とは少しずれた場所で生死を問題にすることになります。私たちの生活の場においては生物学における生と死の定義とは異なる生命が考えられます。**生きていると感じられること、コンタクトを取ることができること、これが「生」についての暫定的な現象学的定義でしょう**〔村上 2016a, ch. 6〕。

は死亡している人へ向けて、声をかけうる限りにおいて「生」を論じてもよいと思われるゆえんです。

それゆえ、看護師のもとでの私の研究は一貫して、life（生命あるいは生活）の哲学を試みてきたことになるでしょう。終末期の鎮静や人工妊娠中絶の当否を考える場合においても、そこでどのように当事者たちにとっての「生」を見出すことができるのか、どのように「語り」を確保することができるのか、どのように意味をつくりうるのかが問われています。

医療者はどれほど困難であっても、生きている人として語りかけてコンタクトをとろうとします。そのような仕方で生の創設に関わるというのが、看護実践を目にすることで私が学んだことです。そして現象学が生命倫理と関わるときには、この水準で現象する生命と関わることになるのです。

注

はじめに

★1「在宅医療の最近の動向」（厚生労働省）http://www.mhlw.go.jp/seisakunitsuite/bunya/kenkou_iryou/iryou/zaitaku/dl/h24_0711_01.pdf（二〇一八年一〇月二六日閲覧）

★2 今まで拙著で論じたなかでは、『摘便とお花見』［2013］の第1・2章のFさんと第3・4章のDさん、『仙人と妄想デートする』［2016a］の第5章の室山さん（精神看護）、第7章の三木さんが訪問看護師である。特に多職種連携の側面についてはこれらの前著を参照。本書で論じるのは、前著には登場していない看護師の皆さんである。

★3 特に本書第1・6章に登場するAさんには、Bさん、Cさんらのインタビューの手配、さらには参与観察の機会をいただき、たいへんお世話になった。

★4『平成二二年版 厚生労働白書』http://www.mhlw.go.jp/wp/hakusyo/kousei/10-2/kousei-data/PDF/22010102.pdf（二〇一七年八月二四日閲覧）

★5 二〇〇九年度の人口動態統計

第1章

★1 この点はエピクロス（B.C. 341-270）を思わせる。エピクロスは身体的な快を善の起源に置いた。「われわれは、快とは祝福ある生の始め（動機）であり終り（目的）である、と言うのである。というのは、われわれは、快を、第一の生まれながらの善と認めるのであり、快を出発点として、われわれは、すべての選択と忌避を始め、また、この感情（快）を基準としてすべての善を判断することによって、快へと立ち帰るからである」［エピクロス 1959, 70］。

　ただし最終的にエピクロスは、苦痛を除去した平静さであるアタラクシアを最高の快として重視する。

「それゆえ、快が目的である、とわれわれが言うとき、われわれの意味する快は、〔…〕じつに、肉体において苦しみのないことと霊魂において乱されない（平静である〔アタラクシア〕）こととにほかならない」［ibid., 72］。

　ある意味で医療は、苦痛を取り除くことを善とするエピクロス的な倫理に基づいている。そしてこのような快を個体性の核に置いたことも、エピクロスと私たちの議論との親和性を示す［Hadot 1995, 179］。

★2 Aさんの語りでは、「もう」「ま（あ）」「うん」が、状況からの遠近を表現している。「もう」は状況が切迫しているときに用いられている。「ま」は状況の切迫に対して一呼吸置いて、判断したり譲歩したり妥協したりといった対応がとられる場面に登場する。そして「うん」は、状況を俯瞰あるいは振り返っている場面である。

★3 医療ではしばしばコミュニケーションの難しさがテーマとなる。この引用では、言葉が通じないのではなく通じているのに効果が出ない。「言ったことは相手に効果をもたらすはずだ」という私たちの日常の想定が、うまくいかない。つまりそもそもコミュニケーションは、伝わるかどうかというものではなく、効いたか効かないかという水準を持つということが逆に浮かび上がってくる［Ricoeur 1986］。オースティンが明らかにしたように、言葉には相手に対する効果という水準がある。Aさんは「言うことを聞かない患者」という効果が生じないディスコミュニケーションに抗って、関係をつくろうとする。慢性期の看護は、言葉の意味は通じるのに、言うことを聞いてくれないので効果が出ないというコミュニケーションの困難を出発点にしている。

★4 Aさんによると、看護師は患者とつきあう。患者は看護師ではなく病とつきあう。つまり患者の関心は看護師には向いていない。おそらく患者の関心が看護師のほうを向いてしまうときとは、看護師に率先して従属してしまうときだ（『摘便とお花見』第3章では、透析室の患者がそうなっていた。患者の脳裏に口うるさい「看護師さんの顔が浮かぶ」のだ）。

★5 Aさんの在宅での実践の語りは、まず保清の話題から始まった。つまり保清が最初に念頭に浮かぶ内容なのであろう。このあとも何度も保清の話に立ち返ったことから、その重要性が分かる。保清はもともと看護師の重要な業務だが、ある意味当たり前のことでもあろう。しかしインタビューの場でここまで強調した看護師に他に出会ったことがないので、ここにはAさんの特徴が出ていると思われる。私がAさんの後をついて見学したケアも保清の場面だった。いかに手際よく清潔に排便をコントロールするのかをAさんは実演して見せてくれた。

★6 そして保清には、単に皮膚をきれいにするだけでなく排便コントロールも含まれる。つまり見た目の清潔だけでなく、患者が内側から感じる快適さが基準となる。

Aさん 病棟は、なんか便のことにもすごい無頓着なんですよ。それこそ寝たきりの方だったりしたら、浣腸とか緩下剤とか摘便とかをしないと出ないっていうことが分かってるのに、毎日おむつをチェックして便が少しでも付着してたら、「便が出てる、プラス」ってするんですよ。だから、もうおなかの中にいっぱい便がたまった状態で退院してくることがかなり多くて、もう摘便してかき出してかき出してっていうことが多いので。訴えられないけど、便のことって大事なことなので…苦しかったりするので。そこを気持ちよくしようとか、苦痛なくしようという意識が行かないのがね、すごい残念なんですよね、私。在宅ではそんな便がいっぱいたまって苦しくなってる人なんかいないので、きっちりコントロールしてるので。清潔は二の次なんでしょうね、きっと。治療が優先で。『多少汚くてもしょうがない』みたいな。

★7 この事例ではもう一つ、多職種連携が語られている。衣食住をつくる支援は、医療だけで完結しえないがゆえに多職種の連携という形をとる（在宅医療における多職種連携については以前にも論じた〔村上2013, ch. 4｜村上2016a, ch. 6〕。衣食住中心で患者を見たときには、さまざまな職種によるサポートが要請されるのである。

Aさん ケアマネさん、すごい大事ですよね。ほら、最初に言ったように誰も言うこと聞いてくれないし、看護師だけでは患者さんの生活が成り立たないんですよ。それこそ衣食住が必要なんで、何よりも。一人暮らしなんかだと特にヘルパーさんがいて生活が成り立っているので、本当ありがたい存在だなとは思ってますよね。ヘルパーさん、誰より必要。ヘルパーさんの質いかんで、その人の生活の質が変わってくるので。

★8 東京大学大学院の石原崇文さんの指摘による。

★9 正確には、「ひもじい、寒い、もう死にたい」という順〔はるき1980〕。

★10 東京大学の木曽友貴さんの指摘による。

第2章

★1 ただしこれは過渡期の現象である。これからは独り身の老人が増えるため、独居もしくは老人ホームなど施設での看取りの件数が増えるとされている。本書でも何例か独居の看取りの事例が登場する。

★2 北陸先端科学技術大学院大学の水岡隆子さん、東京医科歯科大学の大久保功子先生の指摘による。

★3 東京医科歯科大学大学院の野口綾子さんの指摘による。

第3章

★1 Cさんへのインタビューは二回お願いしたが、引用は一回目からのみする。二回目は一回目の内容の確認であった。

★2 前章で検討した同僚のBさんからも同様の語りがあった。

Bさん あとは看取りがうまくいったとき――うまくいくって言い方があれなんですけど――本当にご家族も「うちでよかった」って言ってもらって。最後はご家族も一緒になって体を拭いたりするんですけどね。そんときに本当に、そこで泣かれる方ってあんまりいらっしゃらないですね。「本当によかったね」とか。昔の思い出話をそこで延々とされたりとか。そういう方のときはよかったなあって。いいサポートさしてもらったなあって。すごいこっちもいい勉強になりますね。

★3 「死への存在」と「本来性」を結びつけて論じたハイデガーの『存在と時間』を安易に持ち出せるわけではないが、むしろハイデガーとの差異から、Cさんの語りの特徴を際立たせるために参照してみる（ハイデガーについては本書「結論にかえて」を参照）。Cさんの実践の骨格を明らかにするために、哲学の概念を補助線として使っていく。もちろんCさんが語っているのは、「本来の死に方」であって「死への存在が現存在の本来性を構成する」ということではない。しかしCさんはインタビュー全体にわたって、自宅において「本来」の姿を手に入れられたと語りつづけており、とりわけ死においてそれが明らかになると語ったことをこれから考えていく。つまり本来の自己性を手に入れるという意味では「本来」性が問題になるが、定義がハイデガーとは異なるものとなる。そこが以後の論点となる。

★4 インタビューではしばしば、心のなかで自分に語る言葉が直接話法で登場する。心の声のモノローグには二重鍵括弧（『』）をつけてあるが、Cさんの場合はそこに実感をともなった感情や意志が表現されている。バフチンは、ドストエフスキーの小説がさまざまな声からなるポリフォニー（多声部からなる音楽）であることを示した。と同時に彼は、ポリフォニー小説が、じつは内言（自意識）と内的対話を出発点として発展してきたことを示した。独り言こそが、語り手の個別性をつくり出し、それゆえ複数の語り手の多様性を可能にするのだ。Cさんの語りにおいても、内言が軸となって語りのポリフォニックな展開が生まれる［バフチン 2013 ─特に第1部第1章と第2部第2章を参照］。

じつは、これは私たちの普段の会話の特徴そのものである。会話の語りは、つねに心の声の再現と、他の人が語った言葉の再現、他の人へと向けられた自分の語りの再現を含み込むことで重層化している。

★5 フッサールの用語を使うならば、Körper（物としての体）ではなくLeib（生きている体）である。看護師にとっても声や皮膚で感じ取れるということは、患者のKörperを通してLeibの状態のよさを感じ取るのであろう。語りのなかで、形容詞や副詞の主語が誰なのか、何なのかは注目点となる。ここではまず「楽しい」「元気」という気分が先にあり、それが患者とも看護師とも分かち持たれている。

★6 文法、特に時制は、自覚していない実践の構えを反映する。

★7 もう一つ、語法からわかることがある。ここでは「よく言うじゃないですか」「思ったんですけどね」と、語りかける文末が多用されている。つまり、モノローグで自分の実感を語るとともに、それは聞き手である私に強く向けられており、「在宅の看取りは本来のものである」という彼女の強いメッセージが示されている。インタビューを用いた現象学的研究においては、聞き手の立ち位置や聞き方が内容に影響し、消すことができない。

★8 もちろん老老介護でゴミ屋敷になっているような状況であれば、施設のほうがよい場合もあるだろう。私自身の祖父母の場合はそうだった。施設に入ることで生活が安定し、認知症も改善した。

★9 他人は自分の死を肩代わりできないと、ハイデガーは『存在と時間』で考えた。しかしここでは、死においても確認される快に、個体性の起源があるとされている。

★10 このような「自分」は、哲学史のなかでは、ハイデガーの死への存在における現存在の本来性よりも、レヴィナスの享受概念と結びついた自己概念、あるいはエピクロスの平静さの快に依拠した自己概念のほうが近い。かつて私は『治癒の現象学』のなかで、「空想身体の土台」という概念で自分自身の体への落ち着きを論じようとした［村上 2011, 79］。体の落ち着きと平静は創造性の出発点となる大事なポイントである。

★11 ハイデガーが指摘した道具的世界における人々の匿名性は、快が不在になるときに際立ってくるのではないかということがここでは暗示されている。

★12 この匿名の「誰か」のことをハイデガーはdas Manと呼んだ。「共同存在にはこのような疎隔性が属しているということは、とりもなおさず、現存在は日常的相互存在としては、他の人びとの司令下にあるということを意味する。現存在がみずから存在しているのではなく、他の人々が彼から存在を取りあげてしまったのである。〔…〕その誰かは、この人でもあの人でもなく、ひと自身でもなく、幾人かの人びとでもなく、すべての人びとの総和でもない。その「誰か」は、特に誰と言うこともできない中性的なもの、世間〔das Man〕である」［Heidegger 1927, 126｜訳を一部変更］。

★13 同様の語りは、Cさんの同僚の語りにもある。

Bさん 一軒一軒、どのお宅も本当に同じところはないので。まあ家族構成から、家の造りから、経済的なことから、病気からって。それがすごい楽しみですね。

村上 うん。そうですよね。本当に違いますよね。

Bさん そうなんですよ。関わってる職種も全然違うんで。その人のおうちでいろんなことを考えていくのもすごく楽しみですね。

★14 Cさんは、慢性期においては、家を単位として患者と家族とを区別せずに語るのに対し、看取りの場面では患者への眼差しと家族への眼差しとの区別がはっきりしている。おそらく看取りでは、死ぬ人と看取る家族とでは役割が異なるからであろう。

★15 この直前の引用では、「事前に家族に説明してから、家族が看取りに入り、最後に医師が診察する」という流れが、Cさんの目線で語られた。今回の引用では、家族の目線で語られている。どのような目線で会話が再現されるのかは、話題になっている対人関係の組み立てを反映している。

★16 これは文法学では、自由間接話法（discours libre indirect）と呼ばれる。

第4章

★1 Dさんへのインタビューは二回行われた。一回目では途中からクリニックの院長が参加したため、Dさん個人の経験は十分に語られなかった。そのため今回は、二回目の語りを中心にして考えていきたい。

★2 全体を通してDさんの語りは、類似の表現をたたみかけることに特徴がある。この傾向は遍在するので分析することが不可能なのだが、それゆえにこそDさん固有の特徴を与えている。これは、バルトが写真についてpunktumと呼んだものだ［Barthes 1980］。解釈不可能であるがゆえに個別性を生む。

★3 リクールが『時間と物語』などで物語的な自己を主

題的に論じたことを思い出させる［Ricoeur 1983-1985］。

★4 たとえば、おむつをしたいのかどうか、するとしても誰にケアしてもらいたいのか、というように日常生活の細かい事柄について願いを聞き取っていくことになる。

村上 そのときに――まあ人によって違うとは思うんですけども――どういうふうに患者さんはそれを受け止めるというか、具体例をうかがってもいいですかね。

Dさん たとえば、きのうまでトイレに行けてたのにトイレに行けなくなった、おむつにしなあかんようになった、動けなくなったっていうときに、「おむつなんか嫌や」って。じゃ、おむつせえへんかったらポータブルトイレにするのかって話をすると、「いや、そんなん、家族にそんな迷惑かけられへん」。「家族に迷惑かけられへんのやったら……でもこれからはポータブルトイレにも移れなくなるし、もっと動けなくなって、おむつで排泄をしないといけない時期が、たぶんそう遠くないと思いますよ」っていうことは、はっきり言わせてもらうので。そうなったときに、たとえば「○○さんは、どんなふうに、どこで、どう過ごしたいですか」って聞くと、「おむつの世話を家族にしてもらうぐらいだったら…もうそうなったら…どこどこの病院に入れてほしい」とか。「いや、そうなったら、家族におむつの世話をされるのは嫌やけど、他人のヘルパーさんにだったらしてもらって、自分はもうちょっとおうちにおりたいんだ」とか。そこでいろんな細かいことも自己決定をしてもらうんですよね。

食事にしてもそうだし。食べられへんかったら、とりあえず点滴をするかしないかなんですけど。まあ点滴いうても末梢からできるのはもう水分補給しかないので、水分補給の点滴でもしたいかと聞く。すると「もうしなくてもいいからそのまま放っといてくれ」。そこで「でも点滴をしなかったら、脱水になって、口が乾いて、おしっこ出なくなって、こういう状況になりますよ」と。「それでもいい」って言わはったら、もう点滴はせずに。本当にお口からとれなくなったら早いので。そういう感じで聞いていきますかね。

★5 ここでフランスの精神分析家ラカンが、一九五〇年代に行った大他者の議論を思い出すことができる。主体の欲望は、大他者（主体が属している集団が重んじる社会的な価値）が望むものを望む［Lacan 1978］。大他者（共同体）によって欲望の方向性が決定されるなかで、欲望する主体としての個人が成立する。このような共同体の価値観のなかで生まれてくる欲望という視点から見た看取りの意味が、この第4章では論じられている。

第5章

★1 中井久夫は、統合失調症の治療において、患者の年表をつくり、睡眠のリズムや病状から家族のイベント、活動状況などさまざまな事象を書き込んでいったときに、同じように多様なリズムをつかもうとしていた［中井 1982/2014, 79｜村上 2017a］。

★2 Eさんは患者がうまくごはんを食べられないときに、「私の今のイメージは、「力の流れがうまくいってない」です」と言う。力の流れというイメージは、「ごはんを食べる手段を周囲が見つけられない」という事態のことだから、目には見えないものであり、形も持たない。この目には見えないイメージは、実践をめぐる状況を描く動的な構図である。

何らかの直観が概念より手前で捉えられることを、ベルクソンはイメージと呼ぶことがある［Bergson 1889, 11｜Bergson 1938, 45］。そのような意味において、イメージのずれが具体的な行動における食い違いとして現実化する。とすると、「もったいない」はそれ自体「力が流れない」というイメージであり、かつ潜在しているイメージのずれが生む「イメージ」でもある。つまりEさんは、目に見えない動的イメージが実践を貫いているということを自覚的に語っている。通常はインタビューの分析の結果描き出すことができる実践のスタイルに、彼女は自覚的である。

★3 これはうまく答えを見つけられなかった事例だが、在宅ではなく病棟の事例であることと関係があるかもしれない。このときEさん個人ではなく医療チームとして、適切な応答ができていない。というのは病棟で治療に焦点が当たる場合、吐き気は害がないため医療的な対応とみなされていなかったからだろう（「でも、その話はいっさい出なかったです、そのときには。医療チームとしても。吐いても悪いことではないので」）。ただし現在では、病棟でも吐き気は対処すべき医療的項目である。ともあれ在宅看護の専門看護師としてのEさんの配慮と考察は、医療行為とは異なる患者と家族の視点で生じている。

★4 「うん。ここが自分の城だっていう。ここで自分は一人でも全然構わない。一人じゃないってイメージだったんでしょうね。先祖代々の土地だったりとかっていうのもあったので」。

★5 哲学史において、このような他者へ向けての願いは、レヴィナスが『全体性と無限』で論じた欲望概念がその極端な姿を伝えている［Lévinas 1961］。レヴィナスにおいて欲望が自己の自己性の核となるという点も、本章の議論と親和性を持つ。第４章の願いがラカンの欲望概念と親和性が高かったのとは対照的である（第４章★5）。第４章では外在的な他者の価値観に照らした欲望が話題だった。それに対し、第5章では内発的な他者とつながりたいという欲望である。

第6章

★1 同様の時間感覚は拙著『摘便とお花見』でも登場した。

C ［手に持ったペットボトルをインタビュアーに見せながら］この重みが出てきて、足の重みもあるんだけど、この重みがまず勝ってる。で、だんだん自分で買いに行くことができなくなるっていうような、その、毎日毎日それをお話ししてくださるんですね。〔…〕そういうお話をし始めた方っていうのは、必ずお話ししたい方なんですよ。はい。じっくりじっくり聴いていくと。そういうできなく……ほんとに毎日少しずつできなくなるっていうご経験をしていくなかで、どんどんどんどん死っていうのが近づいてくる、自分に。……だからその怖さがあるんですね。自分のことができなくなるっていう怖さもあるんですけど、それと同時に死もどんどん近づいてくるっていう怖さがあって、自分自身ができることはだんだん奪われていく。奪われていくっていうお話をしながら、死についてのお話をされる方が多い、ですね［村上 2013, 224］。

★2 これは古来の人間の知でもある［Ariès 1975］。

★3 分かっていても予後を告げない場合については、グレイザーとストラウスによる古典的な研究がある［Graser & Strauss 1965］。森田達也によると、（病院を想定した）がんの終末期医療でも予後がかなり正確に分かるようになってきているという［森田 2017］。

★4 京都市役所の今江秀史さんの指摘による。

第7章

★1 拙著『摘便とお花見』第2章、『仙人と妄想デートする』第5章。

★2 過去の文脈全体を引き受けたときに自由で創造的な行為が生まれるというのは、ベルクソンが『意識に直接与えられたものについての試論』第3章において主張したことだ［Bergson 1889］。

★3『摘便とお花見』第2章の訪問看護師Fさんも、終末期のある患者を前にして、何もせずただ「目に焼き付ける」という実践を語った。

第8章

★1 大阪大学の眞田航さんの指摘による。

★2 大阪大学の成島実咲さんの指摘による。

★3 Fさんの語りでは、ほとんどの要素が相互的に成り立っているので、主語がめまぐるしく入れ替わり、はっきりしないことも多い。

★4「アナ雪の子は、なぜプレパレーションとかをしなきゃいけないかというところに理由がありますね。その子がやらなきゃいけないのは、一生続けなきゃいけないことだからで。その子が飲み込んで、自分で今後やっていかなきゃいけないという使命がその子にはあるんです。なので、どうしてもそれは成功させなきゃ。成功体験としてその子に植えていかなきゃいけないというのが、看護師の使命でもあるんです」。

結論にかえて

★1 病院で延命治療を施した場合の死はハイデガーが「総駆り立て体制（Gestell）」と呼んだものであろう［Heidegger 1996, 23］。器械の連鎖に人間が従属して、器械のための「道具」となる状態である。そこでは日常生活が壊されているために、死と日常性とのコントラストがそもそも不可能だろう。

★2 晩年の田辺元はいわゆる「死の哲学」を構想した。論文「メメントモリ」や「生の存在学か死の弁証法か」のなかで、碧眼集の公案から「生ともいわじ死ともいわじ」という一節を引用するとき、このような生と死のあいだのあいまいさと往還が話題となっている［田辺 2010, 18, 290］。

★3 この点もやはり田辺元が参考になる。田辺はハイデガーに学んだ哲学者だが『存在と時間』のハイデガーとは異なり、死の問題と共同性は切り離せないと考えている。「否、それればかりではない。死復活は日常事態の否定転換を意味することかくの如くである以上は、その死復活の交互的媒介性は、ただに死に往く自己の末期における終末的事態の即自態に止まるものでなく、自己の愛する他者の実存において対自化せられることが、正に弁証法の要求たるのである。復活は自己の死の刹那に微分的に自覚せらるるに止まらず、愛する他者との協同態において有限的積分的に実現せられ、かえて他者の行為に依り象徴として歴史的現実界に還相せられるのである」［田辺 2010, 330-331｜強調は引用者］。最後の一文は、まさに私が訪問看護から学んだことと相違がない。

★4 この点はハイデガーが決意性として考えたことと近いのかもしれない。精神科医で作家の帚木蓬生は、ビオンのネガティブ・ケイパビリティの概念を用いてこの点を論じている［帚木 2017］。

★5 この点はハイデガーが『存在と時間』から一九三〇年代にかけて構想していた奇妙な共同性概念の一解釈として位置づけることができるかもしれないが、解釈を決定するためにはハイデガーの側に大きなあいまいさがあるように感じる。

★6 状況のラディカルな変化として死を捉える視点も、田辺が弁証法の問題として死を考えたことに通じる。

★7 「［不安においては］そうした適所全体性は、それ自身において崩壊する。世界は完全な無意義性という性格をもつのである。不安においては、なんらかの適所性が、脅かすものとしてのそれでもってえられるかもしれないようなあれこれのものは、出会われることがないのである」［Heidegger 1927, 186］。

★8 「死のうちへの被投性が現存在に、いっそう根源的に、またいっそう切実に露呈するのは、不安という情状性においてなのである」［ibid., 251］。

★9 「不安の対象はいかなる世界内部的な存在者でもない。だから、不安の対象でもっては本質上いかなる適所性もえらえないのである」［ibid., 186］。

★10 「不安においてはひとは「不気味」なのである。このことのうちで差しあたって表立ってくるのは、現存在がそのもとで不安という情状のうちにある当のものの特有の無規定性なのである」［ibid., 188］。

★11 「しかし、現存在が死において終わりに達し、かくしてこの存在者が全体存在するにいたるということが、可能的な全体存在の論究のうちへと現象的に適切に編みこれうるのは、死についての、存在論的に十分な、言いかえれば、実存論的な概念が獲得されているときだけであろう。だが、現存在にふさわしく死が存在するのは、死へとかかわる実存的な存在においてのみである。こうした存在の実存論的な構造こそは、現存在が全体存在しうることの存在論的機構として立証される」[ibid., 234]。

★12「死は、おのれに固有な現存在に無差別にただ「属している」のではなく、むしろ死は、現存在を単独の現存在として要求する。先駆において了解された死の没交渉性は、現存在を現存在自身へと単独化するのである」[ibid., 263]。

補章

★1 補章は、二〇一六年八月六日に大阪大学で開かれた「臨床実践の現象学会」第二回大会で行った講演「私は看護師から何を学んだのか――現象学的な生命倫理学序論」を改訂したものである。本書全体の主題である、快、願い、状況への応答がどのように連関するのかを考察することで本書全体の議論をまとめる役割を担っているとともに、より広い生命倫理学の文脈に位置づける意図を持っている。講演原稿を改訂したものであるため、口語調を残すこととする。執筆にあたっては東京医科歯科大学大学院の野口綾子さんから多くの重要なアドバイスをいただいた。

★2 フッサールにも倫理学はあり、吉川孝や八重樫徹による丁寧な紹介がある[吉川 2011; 八重樫 2017]。ある意味では、フッサールの試みを拡張することが本論の課題となろう。

★3 品川哲彦によると、倫理的事象について記述しただけでは「倫理学」とは言えず、何らかの規範をつくり出し、コミットしないといけないという(日本現象学会第三八回大会「現象学的倫理学と応用倫理学についてのワークショップ」二〇一六年一一月二八日)。本論は看護師の実践の分析に基づくという意味では「倫理学」の手前にあるが、しかし最終的に、ある還元不可能な価値を取り出し主張する。その意味では品川の意味での「倫理学」に触れつつあると思われる。

★4 合意形成や判断が焦点ではないという点では、本稿はノディングズのケアの倫理の出発点と重なる[Noddings 1984]。あるいはベナー&タナーが「道徳的判断」ではなく[Benner & Tanner 2009, 433]、「日常の倫理的態度」[ibid., 435]というのと近い立場をとる。

★5 ベナーは状況への応答を学習と熟練という観点から考察したと言えよう。

★6 本書第7章で、Dさんは看取りについて次のように語った。

Dさん たぶんその看取りのこととか、その…緩和ケアとかについて、自分のなかでうまく「こんなんやん、こんなんですよ」っていう言葉を、まだ持ってないような気がするんです。在宅での緩和ケアとか、患者さんを看取るために…看護師は…そのための看護師ってどんな看護師?っていう、たぶん答えは自分のなかでもまだ持ててないんやろうね。だから一般的な、在宅っていうことに関してしか答えられなかったんと思います。

Dさんは二回のインタビューでほとんど看取りについてしか語らなかったのだが、彼女にとって看取りとは、答えのない問いのようなものなのだ。

★7 吉川孝は規範そのものではなく、規範に対する関係を問うのが現象学的な倫理学ではないかと問いを立てた（日本現象学会第三八回大会「現象学的倫理学と応用倫理学についてのワークショップ」二〇一六年一一月二七日）。

★8 生とリンクしたものとして小さな願いを捉えるがゆえに、小さな願いが倫理的な要請となるとしても一つ条件がある。患者が死を願う場合には慎重に聞き取られないといけない。もしかするとケアが不足して孤独に苦しんでいるがゆえに死を望んでいるのかもしれない、その場合は丁寧にケアをしてつながりを回復することが大事だろう。

小さな願いは、それが生（生活）へ向けてのものである場合には、予後告知で問われるように、細かいステップを踏んだ共同の実践となっていくが、死がもたらされる場合には（少なくとも家族や支援者にとっては）行為の主体化は不可能になるおそれがある。安楽死が疑義に付されるのは、難病や障害当事者の生存が脅かされるおそれがあるだけでなく、残された人生の時間をめぐって、語りの共同体をつくることができなくなりかねないということがあろう。

★9 晩期フーコーの問いを引き受けることになるのかもしれない。

★10 じつは本書では自由についてはほとんど話題になっていない。というのは、在宅では縛りつける規範からすでに逃れて自由を実現しているからだ。例外的に第3章で病棟と在宅が対比された場面を振り返ってみる。

Cさん 前向きな発言っていうか、楽しいことを話されたり、そういうことなんですけど、はい。やっぱり病院にいるときって痛みに集中するんですよね。だから何もないもんね、病院って。やっぱりベッドでね、壁と天井だし。ずーっといてくれる人もいないし。たぶん刺激もないので。『しゃべることがないのかな』と思って。〔医療者から返事が〕返ってこないからテレビ見るぐらいしかないって。だからある程度重い病気でも『家で過ごしたほうがいいんじゃないかな』とか。

Cさんは病院と在宅を対比する際に、このような管理の側面の有無が、快適さと関係することを語っていた。

★11 この点は拙著『仙人と妄想デートする』を参照。メルロ=ポンティやウリにおける制度概念が参考になる［Merleau-Ponty 2003｜Oury 1980］。

★12 これはレヴィナスが倫理と呼んでいたものかもしれない。私たちはつねに気づかないままに状況（他者）から呼びかけられており、答えるように要請されてしまっているのだ［Lévinas 1974］。

文献

・Ariès, Ph.（1975）. *Essais sur l'histoire de la mort en Occident: du Moyen Âge à nos jours*. Paris: Seuil.（アリエス『死と歴史──西欧中世から現代へ』伊藤晃・成瀬駒男訳、みすず書房、一九八三年）

・Badiou, A.（1990）. *L'être et l'événement*. Paris: Seuil.

・バフチン, M.（2013）『ドストエフスキーの創作の問題 付「より大胆に可能性を利用せよ」』桑野隆訳、平凡社ライブラリー

・Barthes, R.（1980）. *La Chambre claire: Noto sur la photographie*. Paris: Gallimard.（バルト『明るい部屋──写真についての覚書』花輪光訳、みすず書房、一九九七年）

・Benner, P. & Tanner, Ch., et al.（2009）. *Expertise in Nursing Practice, Second Edition: Caring, Clinical Judgment, and Ethics*. Dordrecht: Springer.（ベナー他『ベナー 看護実践における専門性──達人になるための思考と行動』早野ZITO真佐子訳、医学書院、二〇一五年）

・Bergson, H.（1889）. *Essai sur les données immédiates de la conscience*. Paris: PUF.（ベルクソン『意識に直接与えられたものについての試論』合田正人・平井靖史訳、ちくま学芸文庫、二〇〇二年）

・Bergson, H.（1938）. *La pensée et le mouvant*. Paris: PUF.（ベルクソン『思考と動き』原章二訳、平凡社ライブラリー、二〇一三年）

・エピクロス（1959）『教説と手紙』出隆・岩崎允胤訳、岩波文庫

・Fournier, V.（2015）. *Puisqu'il faut bien mourir: Histiores de vie, histiores de mort: itinéraire d'une réflexion*. Paris: La Découverte.

・Glaser, B. G. & Strauss, A. L.（1965）. *Awarenesse of Dying*. New York: Aldine.（グレイザー&ストラウス『「死のアウェアネス理論」と看護──死の認識と終末期ケア』木下康仁訳、医学書院、一九八八年）

・Hadot, P.（1995）. *Qu'est-ce que la philosophie antique?*. Paris: Gallimard.

・はるき悦巳（1980）『じゃりン子チエ』第五巻、双葉社

・Heidegger, M.（1927/ 1993）. *Sein und Zeit*. Tübingen: Max Niemeyer.（ハイデッガー『存在と時間』第二巻、原佑・渡邊二郎訳、中公クラシックス、二〇〇三年）

・Heidegger, M.（1996）. *Die Technik und die Kehre*, Pfullingen: Neske.（ハイデッガー『技術への問い』関口浩訳、平凡社ライブラリー、二〇一三年）

・細野知子（2015）「長期の経過をたどる2型糖尿病者の生活における病いの経験──10年を経て語り直すということ」『日

本看護研究学会雑誌』第三八巻四号
・Illich, I.（1976）. *Medical Nemesis: The Expropriation of Health*. New York: Marion Boyars.（イリイチ『脱病院化社会――医療の限界』金子嗣郎訳、晶文社、一九七九年）
・Jonsen, A. R. et. al.（2002）. *Clinical Ethics: A Practical Approach to Ethical Decisions in Clinical Medicine, Fifth Edition*. New York: McGraw-Hill.（ジョンセン他『臨床倫理学――臨床医学における倫理的決定のための実践的なアプローチ』第五版、赤林朗・蔵田伸雄・児玉聡訳、新興医学出版社、二〇〇六年）
・香川知晶（2009）『命は誰のものか』ディスカバー携書
・香川知晶・今井道夫編（2001）『バイオエシックス入門――生命倫理入門』第三版、東信堂
・木村哲也（2012）『駐在保健婦の時代 1942-1997』医学書院
・國分功一郎（2017）『中動態の世界――意志と責任の考古学』医学書院
・Lacan, J.（1978）. *Séminaire Livre 2– Le moi dans la théorie de Freud et dans la technique de la psychanalyse, 1954-1955*. Paris: Seuil.（ラカン『フロイト理論と精神分析技法における自我 1954-1955』小出浩之他訳、岩波書店、一九八八年）
・Lévinas, E.（1961）. *Totalité et infini*. Paris: Livres de Poche.（レヴィナス『全体性と無限』合田正人訳、国文社、一九八九年）
・Lévinas, E.（1974）. *Autrement qu'être ou au-delà de l'essence*. La Haye : M. Nijhoff, coll. «Livre de poche».（レヴィナス『存在の彼方へ』合田正人訳、講談社学術文庫、一九九九年）
・Merleau-Ponty, M.（2003）. *L'institution La Passivité*. Paris: Belin
・増川ねてる・藤田茂治編著（2016）『WRAPを始める！ 精神科看護師とのWRAP入門――リカバリーのキーコンセプトと元気に役立つ道具箱編』精神看護出版
・三浦智美（2016）「哲学を学びながら臨床現場で働く」『看護研究』第四九巻四号
・森田達也（2017）『終末期の苦痛がなくならない時、何が選択できるのか？――苦痛緩和のための鎮静〔セデーション〕』医学書院
・村上靖彦（2011）『治癒の現象学』講談社選書メチエ
・村上靖彦（2013）『摘便とお花見――看護の語りの現象学』医学書院
・村上靖彦（2016a）『仙人と妄想デートする――看護の現象学と自由の哲学』人文書院
・村上靖彦（2016b）「インタビュー分析の言語学的基盤、個別者の学としての現象学」『看護研究』第四九巻四号
・村上靖彦（2017a）「ポリリズムとしての人間、メタリズムとしての治療者」『文藝別冊 中井久夫』

・村上靖彦（2017b）『母親の孤独から回復する――虐待のグループワーク実践に学ぶ』講談社選書メチエ
・中井久夫（1982/2014）『精神科治療の覚書』新版、日本評論社
・波平恵美子（2004）『日本人の死のかたち――伝統儀礼から靖国まで』朝日選書
・波平恵美子（2009）『ケガレ』講談社学術文庫
・Nightingale, F.（1969）. *Notes on Nursing: What It Is, and What It Is Not*. New York: Dover Publications.（ナイチンゲール『看護覚え書』改訳第七版、湯槇ます他訳、現代社、二〇一一年）
・西村理佐（2010）『ほのさんのいのちを知って――長期の脳死の愛娘とのバラ色在宅生活』インターブレイン
・西村ユミ（2001）『語りかける身体――看護ケアの現象学』ゆみる出版
・西村ユミ（2016）『看護実践の語り――言葉にならない営みを言葉にする』新曜社
・Noddings, N.（1984）. *Caring: A Feminine Approach to Ethics and Moral Education*. San Francisco: University Press of California.（ノディングズ『ケアリング――倫理と道徳の教育 女性の観点から』立山善康他訳、晃洋書房、一九九七年）
・野口綾子・井上智子（2016）「Light sedation（浅い鎮静）中のICU人工呼吸器装着患者の体験」『日本クリティカルケア看護学会誌』第一二巻一号
・Oury, J.（1980）. *Onze heures du soir à la Borde*. Paris: Galilée.
・Oury, J.,（2007/2012）. *Rencontre avec le Japon: Jean Oury à Okinawa, Kyoto, Tokyo*. Vigneux: Matrice.
・Ricœur, P.（1983-1985）. *Temps et récit. Tome 1, 2, 3*. Paris: Seuil.（リクール『時間と物語』I-III、新曜社、二〇〇四年）
・Ricœur, P.（1986）. *Du texte à l'action. Essais d'herméneutique, II*, Paris: Seuil.（一部：リクール『解釈の革新』久米博他編訳、白水社、一九八五年）
・Sartre, J.-P.（1943）. *L'être et le néant*. Paris: Gallimard.（サルトル『存在と無』I-III、松浪信三郎訳、ちくま学芸文庫、二〇〇七-二〇〇八年）
・佐々木淳編（2016）『これからの医療と介護のカタチ』日本医療企画
・佐藤直子（2018）「猫のミーコからアプローチし、本人が隠していた力を引き出す」『看護研究』第五一巻一号
・田辺元（2010）『死の哲学 田辺元哲学選IV』藤田正勝編、岩波文庫
・Winnicott. D.W.（1971）. *Playing and Reality*. London: Routeledge.（ウィニコット『遊ぶことと現実』改訳版、橋本雅雄他訳、岩崎学術出版社、二〇一五年）
・八重樫徹（2017）『フッサールにおける価値と実践――善さはいかにして構成されるのか』水声社
・吉川孝（2011）『フッサールの倫理学――生き方の研究』知泉書館

初出一覧

（「はじめに」と「結論にかえて」の一部）
「日常生活のなかで死んでいく――在宅での看取りによってハイデガーを少しだけずらす」『現代思想』第四六巻三号、二〇一八年二月、三一五-三二五頁）

（第3章）
「「死ぬのに楽しい」――訪問看護における看取りをめぐる現象学的な質的研究」『Heidegger-Forum』第一〇号、二〇一六年

（第5章の一部）
「CNSへのインタビュー――現象学的分析 看護における願いと力 在宅看護専門看護師 佐藤直子さん」『看護研究』第五一巻一号、二〇一八年一月、七九-八四頁

（第7章の一部）
「変化の触媒としての支援者」『臨床精神病理』第三七巻三号、二〇一六年一二月、二七七-二八六頁

あとがき

本書の執筆中に私にとって大事な三人が亡くなった。親しい人の死がより身近になった数年間であり、そのことと本書の内容は無縁ではない。

在宅での看取りにおいて、医療者の果たす役割は家族の実感としてもきわめて大きかった。医療者による的確なアセスメントは、それが余命告知のようなバッド・ニュースであっても安心を与えてくれた。そして何よりも、もう死期が迫っているなかで可能な限り苦痛を緩和する方法を探し、気軽に往診・訪問してくれたことは家族にとって心強かった。

師匠マルク・リシール（Marc Richir, 1943-2015）についてもひと言触れたい。愛犬リザと一緒にアルプスの岩場を散歩したことなど、一九九五年に出会ってからたくさんの思い出がある。とくに四五〇頁もあった博士論文の草稿にすべて詳細に赤ペンを入れて指導してくれたことが、研究者としての私をつくり出してくれた。

彼の思想をご存じの方はすぐ分かるとおり、本書は内容においてリシールの道とは大きく異なる。しかし、現象の動きに対してどのような視点を取り肉薄していくか、という根幹はまぎれもなく彼のゼミで学んだことである。同じ〈シリーズ ケアをひらく〉の前作『摘便とお花見』と本書『在宅無限大』は、その意味で彼の思想を受け継ごうとした努力の結果である。学恩に対して感謝の言葉を記すとともに冥福を祈りたい。

看護師の語りを聞き取り、分析を加えてきて数年間が経過した。ようやく看護実践の意味、そして看護を超えて普遍的な意味を持つ倫理のようなものが目に見えてきた。この本の最後に付け加えた二〇一六年の講演原稿は、私のなかで濾過《ろか》された看護の倫理がまとった最初の姿である。恥ずかしながらこの歳にしてようやく、この世界にとって何が大事なことなのか、その軸が見えてきた。それを教えてくださったのが、私が関わってきた援助職のみなさんである。

哲学の研究者としての私が一貫して考えているのは、どうにもならない現実に直面したときに人がどのように応答しうるのかということである。この問いかけのもとで、三〇代までは外傷と回復という個人の（「心」という）水準で考察を進めてきた。四〇歳になる頃に看護実践に出会ったことで、心のなかではなく現実世界のなかの具体的な行為と対人関係において、同じ問いを考察する可能性を得たのだった。

個別の具体的な場面から出発しているために、はっきりとした姿は見えにくいかもしれない。しかし本書を構成する三つの部――（1）身体の安楽、（2）家族に関わる願い、（3）運命に応えようとすること――は、現実への応答の姿として、本書が見出したものである。看護師たちは、患者や家族がそのように直面する場面での「存在の土台（連続性の触媒）」であり、かつ「変化の触媒」として登場したのだった。

本書は大阪大学人間科学研究科社会学・人間学系倫理審査委員会の審査を受けた研究に基づいている。研究にあたっては文部科学省科学研究費補助金の援助を受けている。

お忙しい業務のなか快く研究にご協力いただいた多くの看護師の方々に心から感謝申し上げる。言うまでもないが、本書の内容は、看護師のみなさんが実践し経験し考えたことから成り立っている。私は伝達者にすぎない。

また大阪大学人間科学部および東京大学大学院文学研究科死生学講座での授業において参加者のみなさんにいただいた意見に大きく助けられている。大阪大学の眞田航さんには、原稿の整理をお手伝いいただいた。そして『摘便とお花見』に続いて編集をご担当いただいた医学書院の白石正明さんには、今回も何度も何度も原稿をお読みいただいたうえで、的確なアドバイスをいただき、たいへんお世話になった。このようなイレギュラーな形式の本を出していただけたことに感謝申し上げたい。

二〇一八年十一月　大阪にて

村上靖彦

著者紹介

村上靖彦（むらかみ・やすひこ）
1970年、東京都生まれ。基礎精神病理学・精神分析学博士（パリ第7大学）。
現在、大阪大学大学院人間科学研究科教授。
著書に、*Lévinas phénoménologue* (Jerôme Millon), *Hyperbole: Pour une psychopathologie lévinassienne* (Association pour la promotion de la phénoménologie),『自閉症の現象学』（勁草書房)、『治癒の現象学』『母親の孤独から回復する』（講談社選書メチエ)、『傷と再生の現象学』（青土社),『仙人と妄想デートする』（人文書院)、『レヴィナス壊れものとしての人間』（河出ブックス)、『摘便とお花見』（医学書院）がある。『摘便とお花見』ほかにより第10回日本学術振興会賞受賞。

シリーズ ケアをひらく

在宅無限大——訪問看護師がみた生と死

発行　2018年12月15日　第1版第1刷©
　　　2020年3月15日　第1版第3刷

著者　村上靖彦

発行者　株式会社　医学書院
　　　代表取締役　金原 俊
　　　〒113-8719　東京都文京区本郷1-28-23
　　　電話 03-3817-5600（社内案内）

印刷・製本　アイワード

ISBN978-4-260-03827-0

◎本書のテキストデータを提供します。
視覚障害、読字障害、上肢障害などの理由で本書をお読みになれない方には、電子データを提供いたします。
・200円切手
・左のテキストデータ引換券（コピー不可）を同封のうえ、下記までお申し込みください。
［宛先］
〒113-8719 東京都文京区本郷1-28-23
医学書院看護出版部 テキストデータ係

在宅無限大
テキストデータ引換券

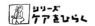

シリーズ ケアをひらく ❶

第73回

毎日出版文化賞受賞!

[企画部門]

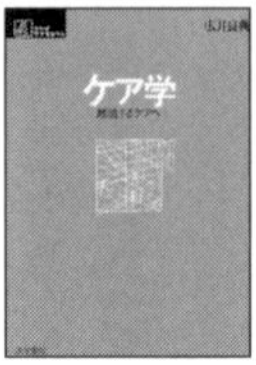

ケア学:越境するケアへ●広井良典●2300円●ケアの多様性を一望する———どの学問分野の窓から見ても、〈ケア〉の姿はいつもそのフレームをはみ出している。医学・看護学・社会福祉学・哲学・宗教学・経済・制度等々のタテワリ性をとことん排して〝越境〟しよう。その跳躍力なしにケアの豊かさはとらえられない。刺激に満ちた論考は、時代を境界線引きからクロスオーバーへと導く。

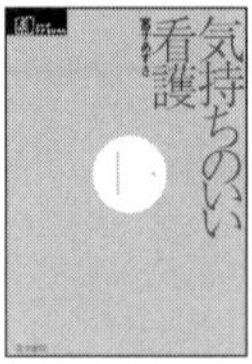

気持ちのいい看護●宮子あずさ●2100円●患者さんが気持ちいいと、看護師も気持ちいい、か?———「これまであえて避けてきた部分に踏み込んで、看護について言語化したい」という著者の意欲作。〈看護を語る〉ブームへの違和感を語り、看護師はなぜ尊大に見えるのかを考察し、専門性志向の底の浅さに思いをめぐらす。夜勤明けの頭で考えた「アケのケア論」!

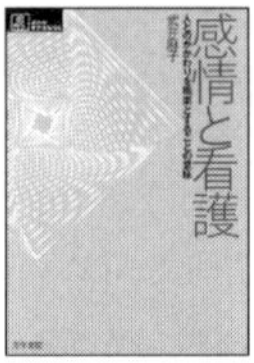

感情と看護:人とのかかわりを職業とすることの意味●武井麻子●2400円●看護師はなぜ疲れるのか———「巻き込まれずに共感せよ」「怒ってはいけない!」「うんざりするな!!」。看護はなにより感情労働だ。どう感じるべきかが強制され、やがて自分の気持ちさえ見えなくなってくる。隠され、貶められ、ないものとされてきた〈感情〉をキーワードに、「看護とは何か」を縦横に論じた記念碑的論考。

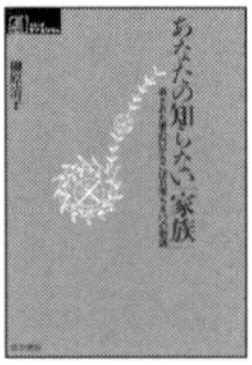

あなたの知らない「家族」:遺された者の口からこぼれ落ちる13の物語●柳原清子●2000円●それはケアだろうか———幼子を亡くした親、夫を亡くした妻、母親を亡くした少女たちは、佇む看護師の前で、やがて「その人」のことを語りはじめる。ためらいがちな口と、傾けられた耳によって紡ぎだされた物語は、語る人を語り、聴く人を語り、誰も知らない家族を語る。

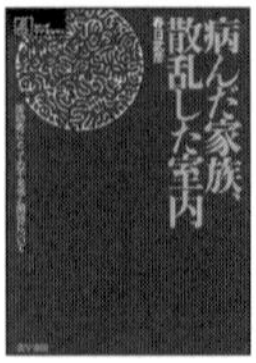

病んだ家族、散乱した室内:援助者にとっての不全感と困惑について●春日武彦●2200円●善意だけでは通用しない——— 一筋縄ではいかない家族の前で、われわれ援助者は何を頼りに仕事をすればいいのか。罪悪感や無力感にとらわれないためには、どんな「覚悟とテクニック」が必要なのか。空疎な建前論や偽善めいた原則論の一切を排し、「ああ、そうだったのか」と腑に落ちる発想に満ちた話題の書。

本シリーズでは、「科学性」「専門性」「主体性」といったことばだけでは語りきれない地点から《ケア》の世界を探ります。

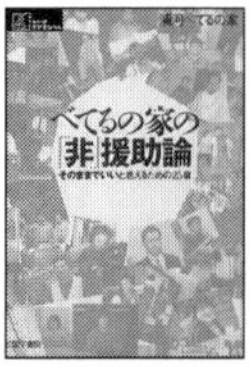

べてるの家の「非」援助論：そのままでいいと思えるための25章●浦河べてるの家●2000円●それで順調！———「幻覚＆妄想大会」「偏見・差別歓迎集会」という珍妙なイベント。「諦めが肝心」「安心してサボれる会社づくり」という脱力系キャッチフレーズ群。それでいて年商1億円、年間見学者2000人。医療福祉領域を超えて圧倒的な注目を浴びる〈べてるの家〉の、右肩下がりの援助論！

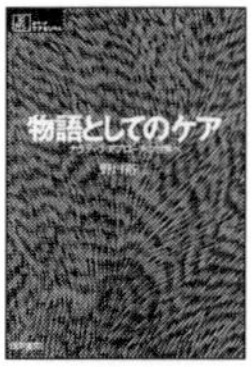

物語としてのケア：ナラティヴ・アプローチの世界へ●野口裕二●2200円●「ナラティヴ」の時代へ———「語り」「物語」を意味するナラティヴ。人文科学領域で衝撃を与えつづけているこの言葉は、ついに臨床の風景さえ一変させた。「精神論 vs. 技術論」「主観主義 vs. 客観主義」「ケア vs. キュア」という二項対立の呪縛を超えて、臨床の物語論的転回はどこまで行くのか。

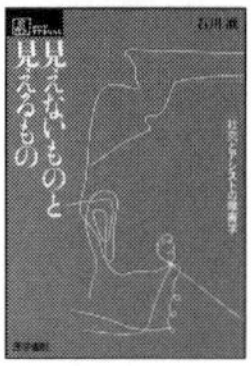

見えないものと見えるもの：社交とアシストの障害学●石川准●2000円●だから障害学はおもしろい———自由と配慮がなければ生きられない。社交とアシストがなければつながらない。社会学者にしてプログラマ、全知にして全盲、強気にして気弱、感情的な合理主義者……〝いつも二つある〟著者が冷静と情熱のあいだで書き下ろした、つながるための障害学。

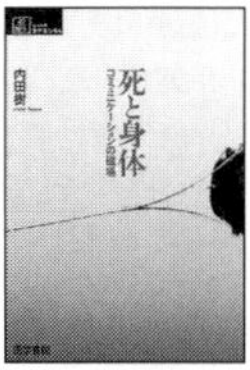

死と身体：コミュニケーションの磁場●内田 樹●2000円●人間は、死んだ者とも語り合うことができる———〈ことば〉の通じない世界にある「死」と「身体」こそが、人をコミュニケーションへと駆り立てる。なんという腑に落ちる逆説！ 「誰もが感じていて、誰も言わなかったことを、誰にでもわかるように語る」著者の、教科書には絶対に出ていないコミュニケーション論。読んだ後、猫にもあいさつしたくなります。

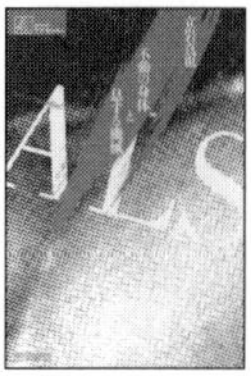

ALS 不動の身体と息する機械●立岩真也●2800円●それでも生きたほうがよい、となぜ言えるのか———ALS当事者の語りを渉猟し、「生きろと言えない生命倫理」の浅薄さを徹底的に暴き出す。人工呼吸器と人がいれば生きることができると言う本。「質のわるい生」に代わるべきは「質のよい生」であって「美しい死」ではない、という当たり前のことに気づく本。

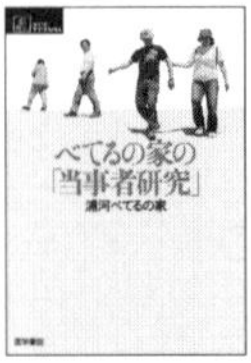

べてるの家の「当事者研究」●浦河べてるの家●2000円●研究？ ワクワクするなあ———べてるの家で「研究」がはじまった。心の中を見つめたり、反省したり……なんてやつじゃない。どうにもならない自分を、他人事のように考えてみる。仲間と一緒に笑いながら眺めてみる。やればやるほど元気になってくる、不思議な研究。合い言葉は「自分自身で、共に」。そして「無反省でいこう！」

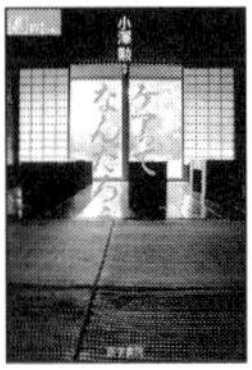

ケアってなんだろう●小澤勲編著●2000円●「技術としてのやさしさ」を探る七人との対話———「ケアの境界」にいる専門家、作家、若手研究者らが、精神科医・小澤勲氏に「ケアってなんだ？」と迫り聴く。「ほんのいっときでも憩える椅子を差し出す」のがケアだと言い切れる人の《強さとやさしさ》はどこから来るのか———。感情労働が知的労働に変換されるスリリングな一瞬！

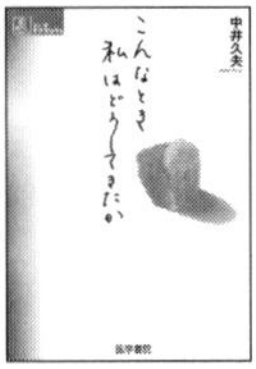

こんなとき私はどうしてきたか●中井久夫●2000円●「希望を失わない」とはどういうことか———はじめて患者さんと出会ったとき、暴力をふるわれそうになったとき、退院が近づいてきたとき、私はどんな言葉をかけ、どう振る舞ってきたか。当代きっての臨床家であり達意の文章家として知られる著者渾身の一冊。ここまで具体的で美しいアドバイスが、かつてあっただろうか。

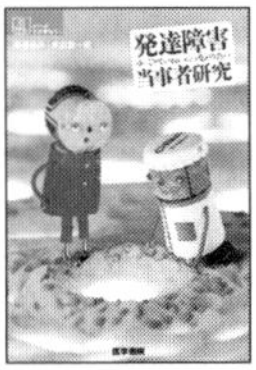

発達障害当事者研究：ゆっくりていねいにつながりたい●綾屋紗月＋熊谷晋一郎●2000円●あふれる刺激、ほどける私———なぜ空腹がわからないのか、なぜ看板が話しかけてくるのか。外部からは「感覚過敏」「こだわりが強い」としか見えない発達障害の世界を、アスペルガー症候群当事者が、脳性まひの共著者と探る。「過剰」の苦しみは身体に来ることを発見した画期的研究！

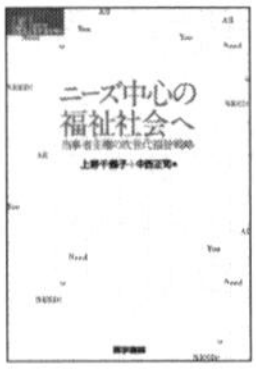

ニーズ中心の福祉社会へ：当事者主権の次世代福祉戦略●上野千鶴子＋中西正司編●2100円●社会改革のためのデザイン！ ビジョン!! アクション!!!———「こうあってほしい」という構想力をもったとき、人はニーズを知り、当事者になる。「当事者ニーズ」をキーワードに、研究者とアクティビストたちが「ニーズ中心の福祉社会」への具体的シナリオを提示する。

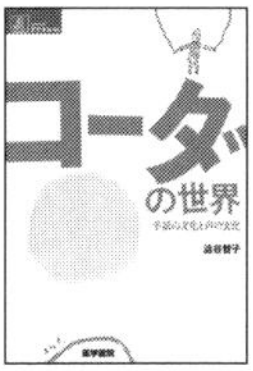

コーダの世界：手話の文化と声の文化●澁谷智子● 2000円●生まれながらのバイリンガル?―――コーダとは聞こえない親をもつ聞こえる子どもたち。「ろう文化」と「聴文化」のハイブリッドである彼らの日常は驚きに満ちている。親が振り向いてから泣く赤ちゃん？ じっと見つめすぎて誤解される若い女性？ 手話が「言語」であり「文化」であると心から納得できる刮目のコミュニケーション論。

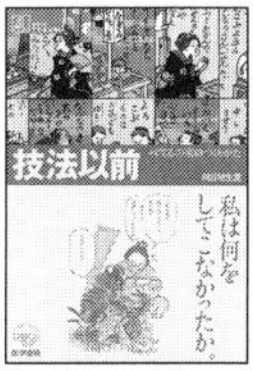

技法以前：べてるの家のつくりかた●向谷地生良● 2000円●私は何をしてこなかったか―――「幻覚&妄想大会」をはじめとする掟破りのイベントはどんな思考回路から生まれたのか？ べてるの家のような〝場〟をつくるには、専門家はどう振る舞えばよいのか？ 「当事者の時代」に専門家にできることを明らかにした、かつてない実践的「非」援助論。べてるの家スタッフ用「虎の巻」、大公開！

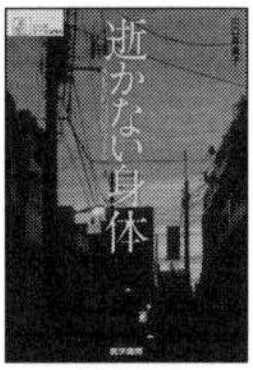

逝かない身体：ALS 的日常を生きる●川口有美子● 2000円●即物的に、植物的に――言葉と動きを封じられたALS 患者の意思は、身体から探るしかない。ロックトイン・シンドロームを経て亡くなった著者の母を支えたのは、「同情より人工呼吸器」「傾聴より身体の微調整」という究極の身体ケアだった。重力に抗して生き続けた母の「植物的な生」を身体ごと肯定した圧倒的記録。

第 41 回大宅壮一ノンフィクション賞受賞作

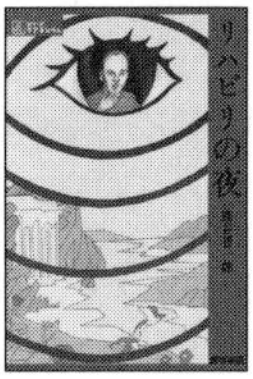

リハビリの夜●熊谷晋一郎● 2000円●痛いのは困る――現役の小児科医にして脳性まひ当事者である著者は、《他者》や《モノ》との身体接触をたよりに、「官能的」にみずからの運動をつくりあげてきた。少年期のリハビリキャンプにおける過酷で耽美な体験、初めて電動車いすに乗ったときの時間と空間が立ち上がるめくるめく感覚などを、全身全霊で語り尽くした驚愕の書。

第 9 回新潮ドキュメント賞受賞作

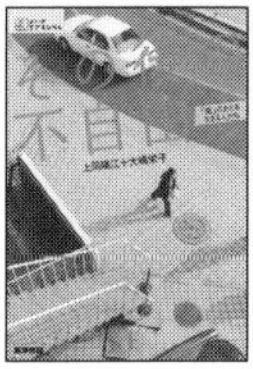

その後の不自由●上岡陽江＋大嶋栄子● 2000円●〝ちょっと寂しい〟がちょうどいい――トラウマティックな事件があった後も、専門家がやって来て去っていった後も、当事者たちの生は続く。しかし彼らはなぜ「日常」そのものにつまずいてしまうのか。なぜ援助者を振り回してしまうのか。そんな「不思議な人たち」の生態を、薬物依存の当事者が身を削って書き記した当事者研究の最前線！

第 2 回日本医学
ジャーナリスト協会賞
受賞作

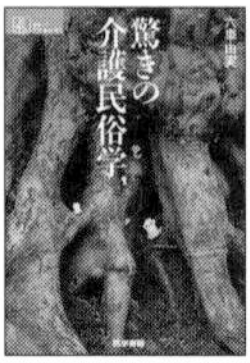

驚きの介護民俗学●六車由実●2000 円●語りの森へ――気鋭の民俗学者は、あるとき大学をやめ、老人ホームで働きはじめる。そこで流しのバイオリン弾き、蚕の鑑別嬢、郵便局の電話交換手ら、「忘れられた日本人」たちの語りに身を委ねていると、やがて新しい世界が開けてきた……。「事実を聞く」という行為がなぜ人を力づけるのか。聞き書きの圧倒的な可能性を活写し、高齢者ケアを革新する。

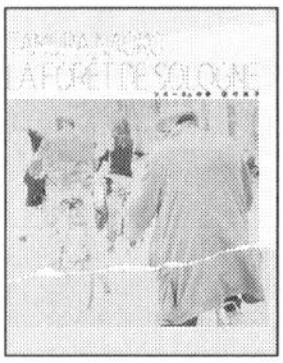

ソローニュの森●田村尚子●2600 円●ケアの感触、曖昧な日常――思想家ガタリが終生関ったことで知られるラ・ボルド精神病院。一人の日本人女性の震える眼が掬い取ったのは、「フランスのべてるの家」ともいうべき、患者とスタッフの間を流れる緩やかな時間だった。ルポやドキュメンタリーとは一線を画した、ページをめくるたびに深呼吸ができる写真とエッセイ。B5 変型版。

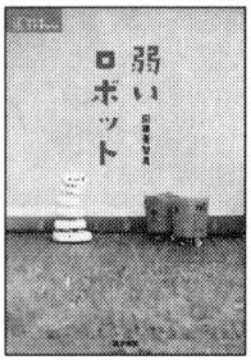

弱いロボット●岡田美智男●2000 円●とりあえずの一歩を支えるために――挨拶をしたり、おしゃべりをしたり、散歩をしたり。そんな「なにげない行為」ができるロボットは作れるか？　この難題に著者は、ちょっと無責任で他力本願なロボットを提案する。日常生活動作を規定している「賭けと受け」の関係を明るみに出し、ケアをすることの意味を深いところで肯定してくれる異色作！

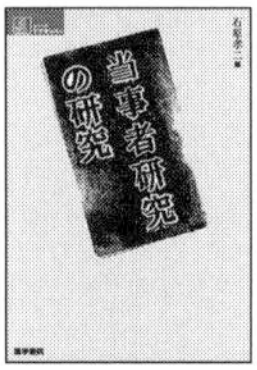

当事者研究の研究●石原孝二編●2000 円●で、当事者研究って何だ?――専門職・研究者の間でも一般名称として使われるようになってきた当事者研究。それは、客観性を装った「科学研究」とも違うし、切々たる「自分語り」とも違うし、勇ましい「運動」とも違う。本書は哲学や教育学、あるいは科学論と交差させながら、“自分の問題を他人事のように扱う”当事者研究の圧倒的な感染力の秘密を探る。

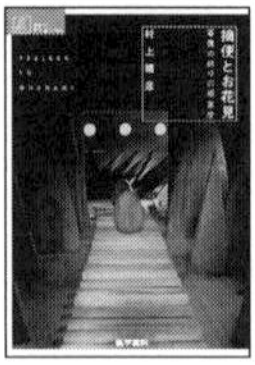

摘便とお花見：看護の語りの現象学●村上靖彦●2000 円●とるにたらない日常を、看護師はなぜ目に焼き付けようとするのか――看護という「人間の可能性の限界」を拡張する営みに吸い寄せられた気鋭の現象学者は、共感あふれるインタビューと冷徹な分析によって、その不思議な時間構造をあぶり出した。巻末には圧倒的なインタビュー論を付す。看護行為の言語化に資する驚愕の一冊。

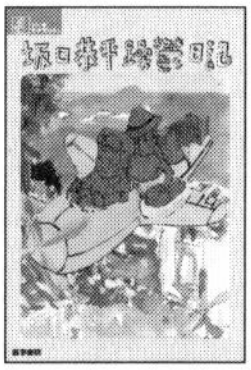

坂口恭平躁鬱日記●坂口恭平●1800円●僕は治ることを諦めて、「坂口恭平」を操縦することにした。家族とともに。——マスコミを席巻するきらびやかな才能の奔出は、「躁」のなせる業でもある。「鬱」期には強固な自殺願望に苛まれ外出もおぼつかない。この病に悩まされてきた著者は、あるとき「治療から操縦へ」という方針に転換した。その成果やいかに！　涙と笑いと感動の当事者研究。

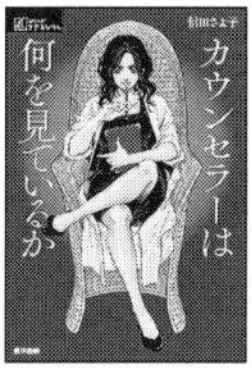

カウンセラーは何を見ているか●信田さよ子●2000円●傾聴？ ふっ。——「聞く力」はもちろん大切。しかしプロなら、あたかも素人のように好奇心を全開にして、相手を見る。そうでなければ〈強制〉と〈自己選択〉を両立させることはできない。若き日の精神科病院体験を経て、開業カウンセラーの第一人者になった著者が、「見て、聞いて、引き受けて、踏み込む」ノウハウを一挙公開！

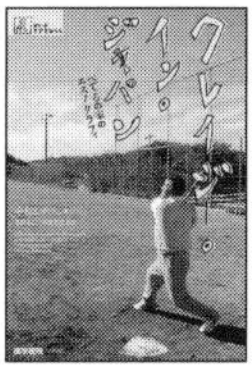

クレイジー・イン・ジャパン：べてるの家のエスノグラフィ●中村かれん●2200円●日本の端の、世界の真ん中。——インドネシアで生まれ、オーストラリアで育ち、イェール大学で教える医療人類学者が、べてるの家に辿り着いた。7か月以上にも及ぶ住み込み。10年近くにわたって断続的に行われたフィールドワーク。べてるの「感動」と「変貌」を、かつてない文脈で発見した傑作エスノグラフィ。付録DVD「Bethel」は必見の名作！

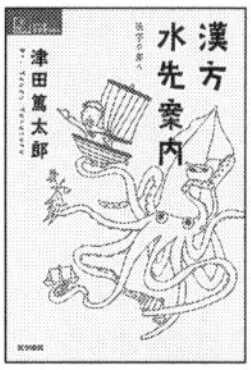

漢方水先案内：医学の東へ●津田篤太郎●2000円●漢方ならなんとかなるんじゃないか？—— 原因がはっきりせず成果もあがらない「ベタなぎ漂流」に追い込まれたらどうするか。病気に対抗する生体のパターンは決まっているならば、「生体をアシスト」という方法があるじゃないか！　万策尽きた最先端の臨床医がたどり着いたのは、キュアとケアの合流地点だった。それが漢方。

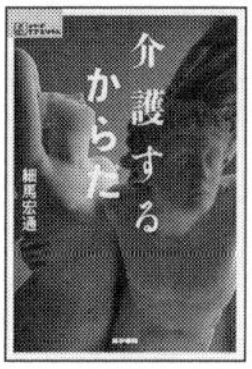

介護するからだ●細馬宏通●2000円●あの人はなぜ「できる」のか？—— 目利きで知られる人間行動学者が、ベテランワーカーの神対応をビデオで分析してみると……、そこには言語以前に〝かしこい身体〟があった！　ケアの現場が、ありえないほど複雑な相互作用の場であることが分かる「驚き」と「発見」の書。マニュアルがなぜ現場で役に立たないのか、そしてどうすればうまく行くのかがよーく分かります。

第 16 回小林秀雄賞受賞作
紀伊國屋じんぶん大賞 2018 受賞作

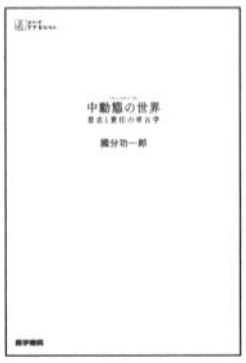

中動態の世界：意志と責任の考古学●國分功一郎●2000 円●「する」と「される」の外側へ――強制はないが自発的でもなく、自発的ではないが同意している。こうした事態はなぜ言葉にしにくいのか？ なぜそれが「曖昧」にしか感じられないのか？ 語る言葉がないからか？ それ以前に、私たちの思考を条件付けている「文法」の問題なのか？ ケア論にかつてないパースペクティヴを切り開く画期的論考！

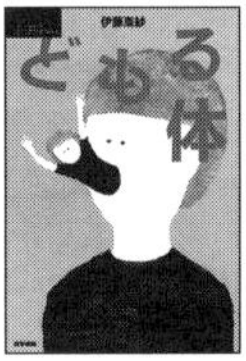

どもる体●伊藤亜紗●2000 円●しゃべれるほうが、変。――話そうとすると最初の言葉を繰り返してしまう（＝連発という名のバグ）。それを避けようとすると言葉自体が出なくなる（＝難発という名のフリーズ）。吃音とは、言葉が肉体に拒否されている状態だ。しかし、なぜ歌っているときにはどもらないのか？ 徹底した観察とインタビューで吃音という「謎」に迫った、誰も見たことのない身体論！

異なり記念日●齋藤陽道●2000 円●手と目で「看る」とはどういうことか――「聞こえる家族」に生まれたろう者の僕と、「ろう家族」に生まれたろう者の妻。ふたりの間に、聞こえる子どもがやってきた。身体と文化を異にする 3 人は、言葉の前にまなざしを交わし、慰めの前に手触りを送る。見る、聞く、話す、触れることの〈歓び〉とともに。ケアが発生する現場からの感動的な実況報告。

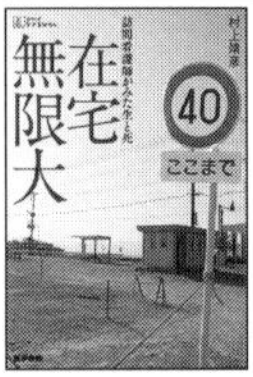

在宅無限大：訪問看護師がみた生と死●村上靖彦●2000 円●「普通に死ぬ」を再発明する――病院によって大きく変えられた「死」は、いま再びその姿を変えている。先端医療が組み込まれた「家」という未曾有の環境のなかで、訪問看護師たちが地道に「再発明」したものなのだ。著者は並外れた知的肺活量で、訪問看護師の語りを生け捕りにし、看護が本来持っているポテンシャルを言語化する。

第 19 回大佛次郎論壇賞受賞作
紀伊國屋じんぶん大賞 2020 受賞作

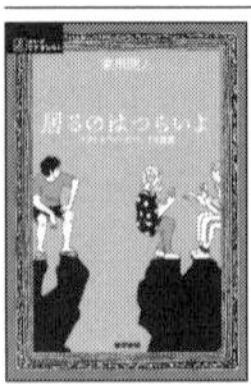

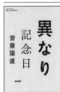

居るのはつらいよ：ケアとセラピーについての覚書●東畑開人●「ただ居るだけ」vs.「それでいいのか」――京大出の心理学ハカセは悪戦苦闘の職探しの末、沖縄の精神科デイケア施設に職を得た。しかし勇躍飛び込んだそこは、あらゆる価値が反転する「ふしぎの国」だった。ケアとセラピーの価値について究極まで考え抜かれた、涙あり笑いあり出血（！）ありの大感動スペクタル学術書！

8

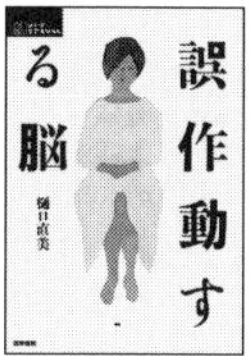

誤作動する脳●樋口直美● 2000 円●「時間という一本のロープにたくさんの写真がぶら下がっている。それをたぐり寄せて思い出をつかもうとしても、私にはそのロープがない」――ケアの拠り所となるのは、体験した世界を正確に表現したこうした言葉ではないだろうか。「レビー小体型認知症」と診断された女性が、幻視、幻臭、幻聴など五感の変調を抱えながら達成した圧倒的な当事者研究!